GÈRE TA VIE, GÈRE TON STRESS

Comment réussir à se détendre au quotidien

DAVID ARNOLIN

WOW Book Publishing™

Gère ta vie, Gère ton stress
Comment réussir à se détendre au quotidien

Copyright © 2020 David Arnolin

WOW Book Publishing™

ISBN: [to come]

AVERTISSEMENT – Clause de non-responsabilité

Le but de cet ouvrage est d'informer et de divertir.

L'auteur et l'éditeur ne garantissent aucun succès aux personnes qui ont recours à ces techniques, conseils, suggestions, idées ou stratégies. L'auteur et/ou l'éditeur n'assumeront aucune obligation ou responsabilité envers quiconque pour toute perte ou tout dommage avéré ou allégué, directement ou indirectement par les informations contenues dans ce livre.

DÉDICACE

J'ai écrit ce livre pour vous aider vous et vos proches à vous sentir mieux dans ce monde qui va très vite.

Vous pouvez enfin être celui ou celle que vous voulez car vous êtes le seul maître à bord. Vous pouvez décider de ne pas vous laisser submerger par vos émotions et ne laisser personne vous les dicter.

Je vous dédicace ce livre, car j'espère que mes mots et mes astuces vous permettront de prendre conscience de tout ce que vous pouvez faire, et ne plus faire, pour aller mieux.

Soyez Exceptionnel

David Arnolin

TABLE DES MATIÈRES

Chapitre 6

Chapitre 7

Chapitre 8

Chapitre 9

TÉMOIGNAGES

David est l'une des personnes les plus ambitieuses que je connaisse. Seul le Ciel est sa limite.

Son enthousiasme et sa joie de vivre déteignent sur moi et sur tous ceux qui l'entourent.

Merci David.

Nathanaëlle Noel. Entrepreneure

Même s'il peut être occupé, David trouve toujours un moment pour aider les gens autour de lui. On peut lui faire confiance pour aller mieux.

Nicole Bic Retraitée

Son caractère volontaire, généreux, discret, communicatif le conduit inexorablement à accomplir de grandes choses et poursuivre ainsi son rêve.

« La vie c'est mériter d'exister ». Il a grandi dans un milieu ou mériter d'exister c'est réussir. Il ne conjugue pas réussir avec gravir les échelons, avoir une belle carrière, mais surtout servir et se concentrer sur son bien-être et celui des autres.

Je lui souhaite bon vent pour enrichir encore plus son parcours riche et exceptionnel.

<u>Jean-François Arnolin. Responsable Pôle Santé CCAS</u>

La plupart des ouvrages s'adressent à notre intellect, d'autres en croissance, s'adressent à notre corps que l'on voudrait sans défauts, suivant les canons des magazines.

David Arnolin, par son activité professionnelle de kinésithérapeute, a une connaissance approfondie du corps et singulièrement de sa mécanique et de sa charpente musculaire, a voulu privilégier une approche psychocorporelle originale en œuvrant par les deux bouts. Il veut harmoniser corps et esprit. Son ouvrage se lit avec facilité et intérêt. Vivement le deuxième volume.

<u>Patrick Arnolin.</u>
<u>Sophrologue</u>

Pour avoir fréquenté mon ami depuis plus de vingt ans à ce jour, je ne puis que témoigner de son sérieux, de son charisme, de sa disponibilité et de son dévouement à l'égard de son prochain. Même à distance, il a toujours su trouver le temps pour me conseiller et m'aider durant toutes ces années.

La carrière professionnelle qu'il a embrassée atteste de sa détermination à toujours progresser.

Je ne suis donc point étonné du fait qu'il a entrepris de rédiger un livre, afin d'améliorer le quotidien de tous les lecteurs.

<u>Rodrigue Beaubois. Basketteur Professionnel</u>

Cela fait maintenant plus de 10 ans que je connais David.

À l'époque, on s'était rencontré à l'institut de formation en kinésithérapie.

Déjà à cette époque, il faisait preuve d'empathie et de beaucoup de professionnalisme.

Son ambition a toujours été d'aider les autres et cela se ressent encore profondément chez lui.

Je n'ai pas été étonnée que David se soit lancé dans l'écriture d'un livre pour faire partager son expérience.

Je n'ai aucun doute sur l'aide que cela pourra procurer à tout un chacun.

Cette aide, j'en ai personnellement fait l'expérience depuis de nombreuses années et pour tout cela je lui suis très reconnaissante.

<u>Alexandra Ramassamy.</u>
<u>Kinésithérapeute.</u>

Ce qui m'a plu chez lui depuis que l'on s'est rencontrés pour la première fois il y a déjà plus de 10 ans, c'est son sens de l'humour.

Pour lui, la vie est tel un jeu où l'on réinvente les règles à chaque partie.

La vie prend ainsi des couleurs et l'on ne risque pas de s'ennuyer en sa compagnie.

Il fait partie de ceux qui connaissent la valeur de chaque seconde sur cette Terre.

Carine Aucagos

Architecte d'intérieur

Drôle, espiègle et de bonne compagnie. Voilà ce que j'ai pensé de David la première fois. Au fil du temps, je me suis rendu compte qu'il était bien plus que cela. Un jeune homme intelligent, généreux, à l'écoute et de bons conseils. David est quelqu'un d'inspirant, qui n'est jamais rassasié de connaissances, qui vise toujours plus haut.

Eduwyna Bousignac

Éducatrice de Jeunes Enfants

Cela fait 30 ans que je le côtoie et je ne l'ai jamais vu en colère. Il est drôle, ironique et sait profiter de la vie.

Il est arrivé à un stade où il veut tout tester, tout voir. Il aime les sensations fortes, les aventures, et n'a pas peur de l'inconnu.

Quand il a un projet, il va jusqu'au bout sans se laisser influencer par autrui ou par ses sentiments et fait confiance à son intelligence pour le guider.

C'est quelqu'un digne de confiance, sur qui on peut compter.

Kessy Durimel

Chargée d'accompagnement à la création d'entreprise.

PRÉFACE

Gère ta Vie, gères ton Stress est le livre que vous devez lire et connaître dans le but d'améliorer sensiblement votre quotidien en termes de Bien-Être et de Quiétude.

David a acquis à travers ses expériences personnelles et professionnelles des connaissances pratiques et réelles, et il vous les transmet d'une manière qui vous permettra de les comprendre et de les appliquer immédiatement.

Les témoignages et méthodes contenus dans ce livre ont le pouvoir de vous aider à créer la vie que vous méritez et désirez vraiment.

Si vous vous sentez submergé, débordé par le stress que génère cette société, dû à votre travail, votre entourage ou votre argent, David partage avec vous les moyens simples de vous en défaire.

De sa dizaine d'années d'exercice en tant que Masseur Kinésithérapeute, je peux vous dire que David possède l'expertise, les compétences, la détermination et le courage nécessaires pour vous aider à appréhender les soucis du quotidien de la meilleure et la plus efficace des manières.

—Vishal Morjaria
Auteur primé et Conférencier international

À PROPOS DE L'AUTEUR

David a écrit ce livre afin de partager avec vous son expérience de Masseur Kinésithérapeute, concernant les méthodes de détente et de relaxation.

Ces techniques sont tirées de ses années de pratique, de l'observation de ses patients ainsi que de sa vie personnelle.

Il s'est spécialisé dans le créneau du bien-être et de la relaxation, car il a constaté qu'autour de lui, ce besoin se faisait de plus en plus ressentir dans une époque où nous vivons à 100 à l'heure et constamment sous pression.

Dans cette société de Productivité et de Performance, David pense qu'il est essentiel, voire vital, de se recentrer sur soi-même afin de prendre conscience du monde qui nous entoure, et de mettre en place des techniques simples et pratiques qui peuvent nous apporter tout le bien que l'on mérite.

À travers son entreprise Day's Home Détente, David a décidé de s'occuper d'une chose : Votre Bien Être.

Il a déjà aidé - et aide encore - de nombreuses personnes à diminuer leurs douleurs physiques et leur stress, en améliorant sensiblement leur quotidien.

Apprenez-en plus sur David et Day's Home Détente à l'adresse www.dayshomedetente.fr

REMERCIEMENTS

Je tiens à remercier tous ceux qui m'ont soutenu et encouragé de près ou de loin dans ce défi qu'était la rédaction de ce livre. À savoir ma mère, qui est pour moi un modèle de combativité et de courage baigné d'humilité et de gentillesse. À ma famille, ma sœur et ses enfants, particulièrement ma filleule bien-aimée Kénaelle, à qui je prédis et souhaite un avenir EXCEPTIONNEL rempli de défis qu'elle surmontera, et de réussite. Je suis très fière d'elle.

Je n'oublie pas mon oncle Jean François et mon amie Carine qui m'a initié au développement personnel, même si je me moquais d'elle au début.

Je remercie les formateurs que j'ai pu avoir comme Matthias Mazur, Franck Rocca, Rémy Jupille, Antoine Peytavin, Sébastien Night et M. Michel Salin.

Je remercie également ces grands auteurs et conférenciers qui impactent par leur savoir et leur énergie positive des millions de personnes : les vénérables Steve Abdelkarim et Idriss Aberkane, Napoléon Hill, Tony Robins, Robert Kiyosaki et Bob Proctor.

Je tiens également à remercier mes modèles de réussite et de travail du monde de l'art et du sport, qui sont Michaël Jackson, Cristiano Ronaldo ou Luis Nazario Da Lima dit Ronaldo.

Je remercie M. Joël Grignon, entrepreneur à succès, avec qui j'espère une collaboration fructueuse, ainsi que la Famille Ingéniât. Merci.

Enfin, je vous remercie, vous, qui lisez ce livre et que vous en fassiez l'usage le plus positif que possible.

NOTE AUX LECTEURS

Les informations, y compris les opinions et analyses contenues dans ce document, sont basées sur les expériences personnelles de l'auteur et ne sont pas destinées à fournir des conseils professionnels.

L'auteur et l'éditeur ne donnent aucune garantie, expresse ou implicite, concernant l'exactitude, l'applicabilité, l'efficacité, la fiabilité ou l'adéquation du contenu. Si vous souhaitez appliquer ou suivre les conseils ou recommandations mentionnés ici, vous assumez l'entière responsabilité de vos actions. L'auteur et l'éditeur de ce livre ne pourront en aucun cas être tenus responsables des dommages directs ou indirects, accessoires ou consécutifs résultant directement ou indirectement de l'utilisation des informations contenues dans ce livre.

Tout le contenu est uniquement à titre d'information et n'est pas garanti pour l'exactitude du contenu ou tout autre objectif implicite ou explicite.

Chapitre 1

TRÈS BONNE DÉCISION

Ce sujet vous parle

Quand je parle de stress, que cela vous évoque-t-il ?

Vous pensez à votre quotidien ? À votre travail ? À votre famille ? À l'argent ?

Vous pensez à toutes ces situations quotidiennes qui font naître en vous cet état.

C'est exactement cela. Pourquoi ? Pourquoi stressez-vous ? Quelles en sont les causes ? Comment pourriez-vous vous sentir mieux ? comment pourriez-vous apprendre à mieux gérer ce stress ?

À travers ce livre, toutes les questions que vous vous posez ne trouveront pas forcément des réponses claires, mais plutôt des indications pour tenter de comprendre et de mieux appréhender certaines situations.

Car je suis sûr que ce sujet vous parle, tant il est commun à tous. Nous cherchons tous à le vaincre ou à mieux le contenir.

Mais je vais commencer par vous raconter une histoire :

Celle d'une dame qui en rentrant chez elle après une longue journée de travail et après avoir récupéré son fils, constate que la lumière de son domicile est allumée. Jusque-là, rien d'alarmant. Elle se dit juste qu'en partant ce matin-là elle a oublié de l'éteindre. Mais en allant dans sa chambre, elle découvre un capharnaüm. Une pagaille totale. Sur le coup, elle ne comprend pas. Dans la chambre de son fils, ce même chaos.

Elle poursuit son investigation et constate que son téléviseur n'est plus sur son meuble, que certaines affaires de son fils ont également disparu.

Elle finit par comprendre qu'elle a été victime d'un cambriolage.

Pour elle, ce fut un choc. Elle se sentait d'une certaine façon violée dans son intimité. Elle se trouva complètement désemparée et faible tout d'un coup. Elle s'effondre. Ne pense même pas à appeler la police ou qui que ce soit pour l'aider.

Ce qui l'habite à ce moment-là est un profond désarroi.

Son fils, lui, voyant la situation, eu une attitude complètement différente : prenant acte de la situation et du désarroi de sa mère, décida d'agir tout de suite. Il fit le choix de ne pas se laisser abattre. Il comprit que ce désordre visuel ne devait pas persister.

Donc après avoir appelé la gendarmerie, que celle-ci ait constaté l'infraction et relevé les empreintes et preuves, le jeune homme se mit à ranger la maison immédiatement, car sa mère n'avait pas la force de le faire. Il comprit que le chaos dans la maison entretenait le chaos dans la tête de sa maman, ce qui engendrait alors le stress de celle-ci.

Il rangea donc seul, tout ce qui avait été dérangé dans le salon ainsi que dans la chambre, afin que la maison retrouve un certain ordre, comme s'il n'y avait pas eu de cambriolage.

Une fois cela fait, la tension redescendit significativement.

Cette histoire est en réalité la mienne. Ma mère et moi nous sommes faits cambrioler, comme cela peut arriver à tout le monde.

Pourquoi raconter cela ? Nous sommes là, en face d'une situation stressante qui fut gérée de deux manières différentes : une qui s'est laissée envahir par ce stress, et l'autre, qui prit acte, analysa la situation et décida de mettre en place des actions (ranger les chambres et le salon) afin de diminuer l'effet de cet état de stress…

Il est important de prendre du recul, de ne pas se laisser envahir et dominer par les situations imprévues, incontrôlables que la vie peut vous infliger. Il faut savoir mettre de la distance, même si vous êtes profondément touché. Peu importe l'évènement contraignant, vous devez continuer à avancer et vous demandez comment vous pourriez arranger les choses afin d'en diminuer l'impact que cela peut avoir sur vous.

Vous pouvez décider de céder ou de résister, d'abandonner ou de réagir, d'être victime ou acteur de ce qui vous arrive.

Tout est une question de choix et de positionnement.

Bilan Personnel de Stress

Je vous invite à faire ce petit bilan pour savoir où vous en êtes concernant votre stress.

- Pensez-vous êtes stressé(e) ?

  q Oui   q Non

- Si oui, entourez votre niveau de stress au quotidien entre 1 et 10 (1=peu stressé, 10=très stressé)

  1 2 3 4 5 6 7 8 9 10

- Selon vous, quelle est la Principale cause de votre stress

  q Argent   q Travail   q Famille

  q les Trois   q Autre : Précisez..............

- Que faites-vous pour diminuer votre stress ?

  Spa sport loisirs sorties médicaments

- Avez-vous des troubles de l'alimentation (Boulimie, Anorexie, Grignotage…) ?

  q Oui   q Non

- Avez-vous des Troubles du Sommeil (difficultés à vous endormir, sommeil coupé pendant la nuit) ?

  q Oui   q Non

- Avez-vous la sensation d'être toujours fatigué(e) même après une longue nuit de sommeil ?

  q Oui   q Non

- Souffrez-vous de douleurs au dos, de raideurs à la nuque et/ou de maux de tête ?

  q Oui   q Non   Si oui, précisez :…….

- Êtes-vous dans une situation d'isolement social ?

  q Oui   q Non

Ce test vous permet de faire un état de votre niveau de stress actuel.

Ce test n'a aucune valeur scientifique. Il n'est qu'informatif.

Curiosité et connaissance

Il y a aussi une chose importante : ce pour quoi vous avez ce livre en main.

Peut-être est-ce seulement par curiosité. Par curiosité intellectuelle. Par soif de connaissance. Vous voulez comprendre le monde qui vous entoure.

Vous entendez le mot Stress, vous savez que c'est un sujet qui touche de nombreuses personnes.

Le titre du livre parle aussi de Gestion de Vie et vous êtes sensible à cette thématique, à la façon dont les gens peuvent gérer leur vie.

Vous voulez tout simplement « savoir », vous êtes curieux ; ce qui est une bonne chose, je le suis aussi.

Car dans la gestion du stress, ce que je conseille aussi et surtout, c'est de s'informer, d'apprendre de nouvelles choses, de développer son intellect. Savoir comment les choses se passent.

Il est conseillé de voyager, d'apprendre de nouvelles langues, de nouvelles techniques, de découvrir tout ce que le monde peut proposer. C'est ce que vous faites en lisant ce livre.

Je suis moi-même un curieux de la vie. J'ai une anecdote concernant cela :

À une époque, je voulais refaire la décoration de la salle de bain de mon nouvel appartement, et je comptais m'adresser à un spécialiste, n'étant moi-même pas expert dans ce domaine. Faisant le tour des entreprises de rénovation, il m'est à chaque fois signifié un délai d'attente de 3-4 mois pour un montant entre 3000 et 7000€.

N'étant pas plus incapable ou plus manchot qu'un autre, je me résolus donc à le faire par moi-même.

Je me rendis alors dans différents magasins de bricolage, je lus, je m'informai sur le sujet de la rénovation et je trouvai ainsi tout ce dont j'avais besoin pour mener à bien ce projet « salle de bain ».

Je fis tout par mes propres moyens (bricolage, peinture, plomberie…) et en une semaine après, avoir commis quelques erreurs, évidemment, ma salle de bain était refaite. J'avoue ne pas être peu fier du rendu (sans me vanter).

L'idée à travers cette anecdote est de vous faire prendre conscience qu'il est toujours bien d'apprendre et que nous avons en nous des capacités qui pourraient nous surprendre.

C'est la raison pour laquelle je vous félicite, car se livre ne peut que vous enrichir. Que vous soyez d'accord ou pas, que vous vous sentiez concerné directement ou pas, il y a peut-être quelqu'un autour de vous qui lui, le sera.

Ce livre n'est pas une revue scientifique, mais juste un constat et un avis, un point de vue d'un homme, kinésithérapeute de profession qui a côtoyé à travers sa vie professionnelle et personnelle de nombreuses personnes souffrant de cette épidémie voire pandémie, que l'on appelle le stress.

Vous pourrez ne pas être en accord avec ce que je dirai, certaines fois vous pourrez ne pas comprendre, ce qui sera tout à fait normal. Je n'écris que ma façon de voir les causes et les conséquences sur ce sujet, et je partage mes solutions. Rien de plus.

Je reste donc ouvert à toutes vos remarques et conseils.

Nous sommes tous touchés

Il y a une vérité quasi universelle : nous sommes tous touchés par le stress, à un moment ou un autre.

Directement ou indirectement. Il peut s'agir de votre femme ou de votre mari, de vos enfants, de votre entourage, vos collègues, votre patron.

Nous sommes tous concernés à un moment ou à un autre par le stress. Qu'il soit bon ou mauvais.

Voilà pourquoi il est important de trouver un moyen de s'en prémunir, particulièrement quand celui-ci a des effets néfastes sur soi, de manière consciente et censée, afin d'éviter d'être une simple victime de celui-ci.
Vous devez adopter certains comportements, certaines manières d'agir ou de réagir, pour que quand

des situations stressantes apparaissent, vous puissiez aisément faire face.

Il y a des jours où vous vous réveillerez heureux. Il suffira alors qu'un seul petit grain de sable ne vienne enrailler tout ce bien être. Ou que l'accumulation de situations, qui, prises une par une sont gérables, vous mettent dans un état de colère, de stress, sans que vous vous en rendiez vraiment compte.

Certaines fois, il se peut que cela ne vous concerne pas directement, mais quelqu'un dans votre entourage. Prenons l'exemple de votre mari ou de votre femme touchée par le Burn Out.

Même si ce n'est pas vous qui en souffrez, il est évident que cela aura forcément un impact sur vous et sur votre vie de famille. Le stress de cette personne qui vous est proche déteindra assurément sur vous.

Je prends mon propre exemple :

J'ai une mère qui est une stressée compulsive. Ce qui fait que des situations dites « stressantes » où moi je pourrais facilement faire face, je pourrais facilement relativiser, prendre du recul et me dire « ce n'est pas si grave », ma mère, elle, n'a pas cette capacité.

Quand je suis en sa compagnie, face à une même situation, nous aurons deux réactions différentes :

- elle qui stresse, et

- moi qui relativise et garde la tête froide.

Mais le fait de la voir dans cet état (stressée, angoissée) pour un fait qui, à mon sens, pourrait être considéré avec plus de sérénité me fait entrer dans ce même état de stress.

Donc, même si j'arrive à gérer calmement certaines situations, le stress de ma mère aura malheureusement une influence sur moi.

Il est donc important pour vous de ne pas tomber dans ce genre de pièges.

Le piège où vous, vous arrivez à gérer votre stress, mais pas la personne qui est à vos côtés.

Ce que vous voulez, c'est vous en préserver.

Il serait alors intéressant d'apprendre à rassurer cette personne

Vous voulez vous en préserver

Ce qui selon moi vous pousse vraiment à lire ce livre, c'est que d'une part vous voulez comprendre le stress et les situations qui peuvent vous y amener. Mais d'une autre part, ce que vous désirez surtout, c'est de vous en prévenir.

Vous voulez comprendre votre situation et pouvoir faire face.

Car du stress au quotidien, on en retient l'aspect négatif, celui qui nous fait du mal, qui nous empêche de fonctionner normalement. Le fait de pouvoir comprendre ce stress et ainsi, pouvoir mieux le gérer, vous évitera de tomber dans cet épuisement physique et mental : le Burn Out.

Vous voulez savoir comment évacuer toute cette accumulation de stress afin de ne pas arriver à un stade où vous n'en pouvez plus de cette pression.

Ce livre est exactement fait pour ça. Prévenir au maximum le Burn Out afin de vous préserver et épargner votre famille, votre entourage.

Ce Burn Out, qui peut malheureusement conduire au suicide ou à des pensées suicidaires devant cette incapacité à pouvoir s'en sortir. Devant l'absence de soutien ou d'aides extérieures pendant cette période compliquée de stress quotidien.

À savoir : il existe une corrélation entre le stress et le développement de cancer.

Donc, votre capacité à mieux gérer votre mauvais stress et à mieux le comprendre permettrait de vous épargner certaines complications graves et pourrait même vous sauver la vie.

C'est la mission que je me donne dans ce livre : faire que vous vous sentiez mieux en prenant conscience de certains phénomènes, en les comprenant et en mettant en place des méthodes pour une meilleure qualité de vie.

QUESTIONS

Pourquoi lisez-vous ce livre ?

____

____

____

____

____

____

____

Qu'en attendez-vous ?

____

____

____

____

____

____

NOTES

Chapitre 2

LE STRESS ET SES RÉPERCUSSIONS

Le bon stress

Quand on parle de stress, il s'agit souvent du mauvais. Celui qui nous empêche de donner le meilleur de nous.

Mais il faut savoir qu'il existe le bon stress. Celui qui, au contraire, vous permet de donner le meilleur de vous.

Il va être utile quand nous devons réagir à un danger. Exemple : un freinage d'urgence quand une voiture surgit subitement devant nous. Ou quand on va courir plus vite pour secourir un être qui nous est cher.

Ce bon stress, contrairement au mauvais, est ponctuel et momentané. Il nous permet de nous surpasser, d'être plus vifs, d'être plus réactifs. C'est un vrai booster de performance. Une décharge d'adrénaline qui fait que nos sens sont encore plus développés.

Souvenez-vous du stress que vous ressentiez à l'approche d'un examen, d'une épreuve, et que vous n'aviez pas encore fini de réviser tout ce que vous aviez appris. En quelques heures, vous étiez capable d'apprendre des pages de leçons dans le but de réussir à cet examen. Même si une fois l'examen terminé, vous aviez tout oublié.

Certaines personnes ne fonctionnent efficacement que sous la pression du bon stress. Il aime, consciemment ou pas, être dans l'urgence. Cet état augmente leur efficacité et les pousse à se mettre sérieusement au travail.

Est-ce la meilleure façon de procéder ? La question peut se poser. Je préconiserais quand même l'anticipation quand il s'agit d'épreuve connue à l'avance.

Pour apporter du stress positif dans sa vie quotidienne, Sarah Brewer donne plusieurs astuces : « Essayez d'équilibrer ce que vous pouvez contrôler. Par exemple, faites du sport régulièrement, limitez votre consommation d'alcool, buvez qu'une à deux tasses de café par jour. Visez des objectifs atteignables et attaquez-vous aux gros problèmes, étape par étape. Quand vous faites des erreurs, tirez-en des leçons pour progresser. Une dernière chose : évitez de vous comparer aux autres. »

Source : https://www.femmeactuelle.fr/sante/psycho/leustress-quest-ce-que-le-bon-stress-et-comment-lentretenir-2086129

Il y a donc du bon et du mauvais dans le stress comme dans beaucoup d'autres choses. Encore faut-il savoir les distinguer l'un de l'autre.

Mauvais Stress

Parlons du Mauvais stress.

Nous avons évoqué le bon stress, et son utilité dans certaines situations. Maintenant, développons le « mauvais Stress ». Mais qu'est-ce que c'est ?

C'est celui que vous connaissez le mieux. C'est en fait le sujet principal de ce livre.

C'est justement celui qui va vous paralyser, celui qui va vous bloquer, celui qui va vous empêcher d'arriver là où vous voulez arriver, celui qui va vous empêcher de faire ce que vous voulez faire, de réaliser ce que vous voulez réaliser. Celui qui va vous embêter réellement au quotidien.

Il vous bloque, vous démotive.

Ce stress vous empêche d'être meilleur.

Parfois à cause de la pression qu'exercera sur vous votre patron, vos clients, vos collègues, vos enfants, bref, votre entourage.

Une pression aussi sociale, en gros.

Exemple : votre mari ou votre femme qui vous couvre de reproches, votre patron qui exige de vous toujours plus, ou qui n'est jamais satisfait de votre travail.

Ce patron veut sans doute faire naître en vous un « bon stress », afin de vous motiver, afin de vous pousser. Mais s'il le fait tous les jours, à tout moment de la journée, dans le but de vous stimuler, à force, cela peut avoir l'effet contraire. Car le « bon stress » est lui, ponctuel, mais seulement si la pression est continue, celui qui se transforme en « mauvais Stress ».

Vous vouliez être performant, motivé, avoir cette poussée d'adrénaline qui vous permettrait de vous dépasser, mais à force, c'est l'effet inverse qui se produit.

Je dirais même que c'est l'effet pervers, le revers de la médaille.

Comme dit l'adage : « l'excès en tout, nuit »

Il en va de même pour le stress. Bénéfique à petite dose. Délétère à la longue.

Ce stress peut être causé par notre patron et/ou par nos collègues, dans le milieu professionnel. Vous avez assurément déjà entendu parler de harcèlement moral au travail ou même des cas plus graves, de suicide notamment, de personnes qui ne supportaient plus cette pression quotidienne.

Ils en sont devenus moins efficaces, alors qu'ils voulaient être plus productifs. Ils se sont retrouvé la tête sous l'eau, sans personne pour les aider. Sans personne pour leur apporter cette bouffée d'oxygène tant recherchée.

Et malheureusement, des gestes irréfléchis et désespérés deviennent les seules réponses à leur détresse psychologique.

C'est triste…

Mais le côté professionnel est forcément lié au côté personnel.

Les enfants que vous devez amener à l'école puis récupérer pour les amener après à leurs différentes activités. Les devoirs que vous devez faire avec eux. Et ceci, tous les jours.

Vous vous devez d'être performant du lundi au dimanche et 24h/24.

Vous savez à quel point ceci n'est pas simple. Vous vous mettez une pression afin de l'être, ce qui à la longue, se retourne contre vous.

Si vous ne mettez pas des barrières mentales, les personnes autour de vous vont générer ce mauvais stress.

Ce que je vais vous montrer dans ce livre, c'est comment réussir à gérer ce mauvais stress : celui qui nous bloque, qui nous gêne.

Nous allons essayer de le limiter au maximum, apprendre à le GÉRER afin que son impact négatif soit moindre.

Je vais tenter de vous montrer comment trouver en vous, des moyens, des techniques ainsi que des méthodes pour garder votre efficacité et être performant au quotidien. Que ce soit sur le lieu de travail ou à votre domicile.

Sans oublier, un facteur important de stress : l'ARGENT

Nous verrons ce que vous pouvez (DEVEZ) mettre en place pour avoir une meilleure gestion de votre portefeuille.

Nous allons voir tout cela à travers ce livre.

Répercussions physiques

Vous allez faire quelque chose pour moi. Levez-vous de votre chaise ou de votre canapé et regardez-vous dans un miroir. Mettez-vous de face, et analysez votre posture.

Comment vous tenez-vous ? Que remarquez-vous ?Avez-vous l'impression que vos épaules sont remontées ou sont-elles basses ?

Êtes-vous bien droit ou penchez vers l'avant, affalé sur vous-même ?

Quelle image de vous avez-vous ? Votre visage est-il souriant ou au contraire, fermé ?

Je vous demande cela pour prendre conscience des répercussions que peut avoir le stress au niveau physique, sur votre posture, et l'image que vous renvoyez.

Il se peut que vous ressentiez également des douleurs aux épaules, dues à votre état de stress. Vos épaules remontent vers votre cou.

Peut-être avez-vous mal au dos ou aux muscles lombaires. Peut-être avez-vous mal au cou. Mal à la tête.

Il arrive parfois, avant un examen, une épreuve importante, une compétition, avant d'aller au boulot quelquefois, que vous ressentiez des douleurs au ventre.

Des inquiétudes, des questionnements, peuvent avoir des changements physiques comme des cheveux blancs. L'expression « se faire des cheveux blancs » est scientifiquement prouvée. Car le stress, l'anxiété, diminue la capacité de certaines cellules à colorer les cheveux.

Tout cela pour dire que le stress a des répercussions physiques.

Vos constaterez aussi que votre comportement alimentaire va changer. Vous allez manger plus et/ou mal pour diminuer votre stress ou pour essayer de gérer une situation anxieuse.

Vous pouvez au contraire, ne plus vous alimenter correctement. Entraînant ainsi une perte de poids.

Certains tombent même dans des addictions telles que l'alcool, cigarette, drogues…

Ou ont des Troubles Obsessionnels (se ronger les ongles, s'arracher les cheveux…)

Également apparitions de boutons, corps et visage moins entretenus…

Regardez-vous dans le miroir, êtes-vous soigné, vous plaisez-vous, ne serait-ce que physiquement ? Donnez-vous l'impression d'être une personne bien équilibrée.

Les personnes bien intérieurement le seront aussi extérieurement.

Si vous voulez diminuer votre stress, commencez par prendre soin de vous, ce serait déjà un début. Sans pour autant forcément acheter des habits chers, mais juste en faisant en sorte d'être soigné.

Sachez vous apprécier devant un miroir, prenez confiance en vous. Ce serait déjà un début de mieux être.

Ce n'est pas LA solution, mais une solution.

En vous voyant mal habillé, vous sentez-vous mieux ou plutôt, cela ne fait qu'augmenter votre mal être ? L'effet sera-t-il positif ou négatif ?

Je suis sûr que si vous vous regardez et que vous vous voyez comme une personne soignée, cela aura un impact positif sur votre moral. Même si, nous sommes d'accord, ce n'est qu'en apparence.

PRENEZ SOIN DE VOUS

Répercussions psychiques et mentales

Après les répercussions physiques du stress, nous allons voir les effets ou répercussions psychiques.

Car le stress est avant tout, une souffrance psychique, mentale.

La répercussion la plus connue est le BURN-OUT : un stress continu, quotidien entretenu par le travail, la famille, les enfants, l'argent, les gens… qui provoquent chez vous un état de fatigue, d'épuisement physique et mental.

Nous avons tous déjà entendu parler de ce phénomène surtout dans le cadre professionnel.

Mais pas seulement. Dans la vie personnelle, beaucoup de choses peuvent en être la cause.

Nous pouvons être touchés indirectement. Nous connaissons tous quelqu'un qui en a été victime.

La pression quotidienne est tellement forte qu'on ne la supporte plus, ce qui entraîne ce Burn out.

Le surmenage professionnel, le désir de vouloir satisfaire votre patron dans cette course incessante à la productivité.

Vous travaillez tellement que finalement, ce surmenage vous empêche de travailler. Quelle triste ironie!

Le surmenage personnel, à vouloir aider les autres sans se soucier de son bien être personnel. Les causes sont nombreuses.

Vous pouvez souffrir de dépression qui entraîne un isolement social.

J'ai pour exemple une dame d'une cinquantaine d'années qui fut victime de ce dernier. Elle prit beaucoup de poids et passait son temps à dormir. Par la suite, à force de médicaments, elle perdit une quarantaine de kilos.

Un jour, alors que je déjeunais à la terrasse d'un restaurant, je vis son mari avec une femme d'un certain âge, environ 70 ans à ses côtés.

Je crus dans un premier temps que le mari se baladait avec sa mère. Rien de surprenant. Mais plus ce monsieur se rapprochait, plus je me rendais compte qu'il ne s'agissait pas de sa mère. Mais bien de sa femme. Le choc fut terrible pour moi. Comment une femme avait pu changer aussi rapidement au point qu'elle ressemble à une personne âgée ?

Il faut comprendre aussi que cela implique toute la famille.

Mais nous savons bien que le Burn out peut avoir des conséquences tragiques, car il peut pousser aux suicides. Ayons pour mémoire le cas des employés de La Poste par exemple…

Plus généralement, une personne stressée, anxieuse, passe son temps à réfléchir. À réfléchir surtout aux mauvaises choses qui pourraient arriver.

Le parfait exemple est ma propre mère, qui est une anxieuse chronique. Un rien l'inquiète. Elle va s'inquiéter pour moi pour des choses futiles, alors que je me tue à lui dire qu'elle n'a plus à le faire. Je pense que c'est propre à toutes les mères.

Des insomnies, des troubles du sommeil peuvent survenir aussi chez les personnes stressées, avec pour conséquences une fatigue chronique et une irritabilité.

Il est donc important de trouver des méthodes, des techniques de relaxation et de détente afin d'éviter au maximum ces répercussions psychiques et mentales.

J'espère que ce que vous découvrirez à travers ce livre vous y aidera.

QUESTIONS

Qu'avez-vous retenu de ce chapitre ?

Quelles répercussions le stress a-t-il sur vous ?

NOTES

Chapitre 3

LES CAUSES

Argent

Parmi les causes de stress les plus souvent citées, il y a L'ARGENT.

Celui qui nous permet de tout faire si on en a et qui nous empêche de tout faire si on n'en a pas.

Oubliez les vacances, les plaisirs, les cadeaux, les études, les projets, si vous en êtes dépourvu ou si vous n'en avez pas assez.

L'argent est un élément essentiel de notre société. Beaucoup courent après l'argent, travaillent 40, 50, 60 heures par semaine pour en avoir plus, quitte à se rendre malades.

Peu de personnes veulent être pauvres, beaucoup veulent être riches. C'est un constat.

Vous travaillez pour l'argent, vous investissez pour en avoir plus. L'argent appelle l'argent.

La principale, voire unique monnaie d'échange est l'argent (dollar, euro, yen, livres…)

Toutes les publicités diffusées sur les différents médias (télévision, radio, journaux, magazines, réseaux sociaux) n'ont qu'un seul but : inciter à acheter.

Acheter une nouvelle voiture, un nouveau salon, un voyage, une maison… dépenser de l'argent pour se divertir, pour se sentir mieux. Les publicitaires jouent sur nos émotions afin de nous faire dépenser de plus en plus. C'est de bonne guerre. Je ne critique pas, je constate.

Mais cette incitation à la consommation fait naître des frustrations. Certains, devant l'incapacité à pouvoir s'offrir ces plaisirs, tombent dans des travers qui peuvent être dangereux (surendettement, addictions aux jeux d'argent, prostitution…).

Mais en dehors des plaisirs, l'argent nous sert avant tout à régler nos factures, nos dettes pour des emprunts contractés.

L'argent en soi n'est, selon moi, ni bon ni mauvais. Il dépend de celui qui l'utilise. Notre société est nourrie de croyances telles que : « l'argent c'est mal », « l'argent rend fou », « l'argent ne fait pas le bonheur », « l'argent est une chose du diable » …

Je pense qu'il faut réussir à dépasser cela et remettre l'Homme devant ses responsabilités.

C'est l'homme qui se sert de l'argent et non l'argent qui se sert de l'Homme. La faute n'en est donc pas à l'argent, mais bien à celui qui l'utilise.

Le stress qu'il provoque est donc dû à son absence ou à sa quête. Au désir de toujours en vouloir plus.

Nous évoluons dans une société de concurrence et de productivité, où la valeur d'un homme va être corrélée à ce qu'il rapporte ou à ce qu'il a.

Est-ce une bonne chose, ou pas ? La question peut se poser et la réponse vous appartient.

Le travail

Autre grande cause de stress : le travail

Certains d'entre vous ont la chance de ne pas ressentir de stress à leur travail. Vous aimez ce que vous faites, vous prenez plaisir à vous y rendre chaque matin.

Peut-être, vivez-vous de votre passion ou vous faites ce que vous avez toujours voulu faire. Il y a sans doute des moments où malgré tout, vous rechignez à y aller. Mais ces moments ne sont que passagers.

Ceci est mon cas. Je suis kinésithérapeute et j'aime beaucoup ce que je fais.

Au départ, ce n'est pas une profession que j'ai choisie, mais en la découvrant et lors de ma formation, j'ai appris à prendre du plaisir à la pratiquer.

Quand j'étais petit, le métier qui m'attirait était celui de professeur. Peut-être de mathématiques ou d'éducation physique, peu importe, mais l'idée de transmettre le savoir me plaisait beaucoup, et en plus de ça, il y avait les vacances scolaires.

J'ai aussi un temps, caressé l'idée de devenir Footballeur Professionnel, mais faute de talent, je m'ai assez rapidement ce projet de côté.

Quel plaisir de se lever tous les matins pour faire ce qu'on a toujours rêvé de faire et être rémunéré pour !!!

Lors de mes consultations, je rencontre de nombreux enseignants et je leur parle de mon admiration pour leur profession que j'aurais aimé faire étant petit.

Ma surprise est grande quand la plupart me répondent que j'ai bien fait d'avoir choisi la voie paramédicale plutôt que l'enseignement.

Ils me font comprendre que l'idée que je me fais du métier est loin de la réalité. Qu'ils ne font malheureusement pas que transmettre le savoir, mais doivent jouer d'autres rôles tels que mère ou père, conseiller, médiateur, voire même gendarme. Qu'ils doivent non seulement gérer les enfants, mais aussi les parents. Qu'ils voudraient transmettre une instruction, mais se trouvent aussi à devoir faire l'éducation de certains élèves. Le plaisir d'enseigner est noyé sous les autres casquettes qu'ils doivent porter.

Ceci est une anecdote pour montrer aussi comment la désillusion peut parfois être grande, même quand c'est une profession choisie.

Entre surmenage, conditions de travail précaires, sous-effectifs, mauvaise ambiance de travail, absence de reconnaissance et j'en passe, le rêve peut devenir un cauchemar.

D'autres font des métiers qu'ils n'ont pas choisis, des métiers pour payer leurs factures, des métiers « alimentaires ».

Le travail est alors un fardeau, une tare, et toutes les excuses sont bonnes pour ne pas s'y rendre avec pour conséquences une augmentation de l'absentéisme et des congés maladie.

Nous passons environ un tiers de notre temps sur notre lieu de travail. Si les conditions sont moyennes voire difficiles, il est normal qu'il y ait des répercussions négatives.

Pressions, surcharge de travail, harcèlement, tâches non stimulantes, etc. quotidiennement, causent forcément stress et anxiété.

Il est important de s'en prémunir non seulement pour soi, mais aussi pour son entourage.

Et Autres

Troisième grande cause du stress que je développerai là aussi dans les futurs chapitres, c'est tout ce qui tourne autour de la famille et de son environnement.

Les relations au sein du couple, avec la belle-famille et l'éducation des enfants peuvent être source de stress.

En voulant vous occuper d'eux, vous en oubliez votre propre bien être. Leur stress et leurs actions ont des répercussions sur vous, vous allez même stresser à leur place, c'est dire.

Vous ne vous sentez pas assez aidé ni soutenu par votre entourage, vous avez la sensation que vous devez tout gérer par vous-même.

Vous stressez pour le comportement de vos enfants à l'école, leurs notes qui n'ont pas vraiment d'importance pour eux, mais pour vous oui. Leurs fréquentations qui ne vous plaisent pas, la direction qu'ils prennent dans leur vie ne vous enchante pas. Vous devez faire face à la crise d'adolescence de votre progéniture. Vous aspiriez à d'autres desseins personnels et professionnels les concernant.

Vous avez l'impression qu'ils ne prennent pas en considération vos conseils.

Bref, tous les choix que vos enfants font peuvent être, ou sont, des vecteurs de stress.

Vous et moi savons que la vie de couple n'est pas simple. L'un doit s'adapter à l'autre afin de tenter de construire quelque chose. Nous recherchons tous le partenaire idéal dans le but de vivre différentes expériences (voyages, parentalité…). Mais il est parfois difficile d'admettre que l'on s'est trompé, et la peur d'être seul ou de recommencer tout à zéro est grande. Certains se résignent donc à rester dans une situation qui ne leur plaît pas. Ils le font en mettant leur propre bien-être complètement de côté. Ils resteront pour les enfants, pour ne pas être soumis au regard inquisiteur des personnes autour ou se diront qu'ils ne trouveront pas mieux ailleurs et ne veulent surtout pas être seuls.

Leur quotidien est donc mal être, angoisse, jalousie et stress.

Mis à part l'influence que peuvent avoir les autres sur soi, il est important de savoir quel regard vous portez sur vous-même.

Avez-vous fait exactement ce à quoi vous aspiriez ? Vous plaisez-vous physiquement ? Ce que vous avez accompli jusqu'ici vous convient (travail, famille…) ? Avez-vous pris acte de vos réussites et de vos échecs ? Les acceptez-vous ? Les assumez-vous ?

Je pense qu'il est important d'abord de faire une introspection, un état des lieux interne, de savoir ce qui ne va pas ou qui pourrait aller mieux, pour ensuite pouvoir identifier et changer ce qui extérieurement, pourrait agir sur soi.

Êtes-vous une personne qui stresse vite ? Et si oui, pourquoi ? Il serait intéressant de le savoir, n'est-ce pas ?

Améliorer votre gestion du stress passe avant tout par vous-même. Si ce qui est autour de vous vous angoisse, c'est parce que vous laissez ces choses vous angoisser.

Je veux vous faire comprendre que le stress peut être engendré par de nombreuses choses dont j'ai identifié une partie et auxquelles je tente d'apporter des solutions. Mais le travail le plus important est celui que vous faites sur vous-même.

QUESTIONS

Qu'avez-vous retenu de ce chapitre ?

____

____

____

____

____

____

Quelles sont les principales causes de votre stress, selon vous ?

____

____

____

____

____

NOTES

Chapitre 4

PARLONS D'ARGENT

L'argent c'est bien

Venons-en à l'argent.

Comme dit précédemment, l'argent est une des principales sources de Stress.

On n'en a jamais assez. On en voudrait toujours plus. Mais en même temps, nous reprochons à ceux qui en ont beaucoup d'en avoir trop.

Effectivement, en France et singulièrement en Guadeloupe, il est mal vu d'avoir beaucoup d'argent.

Il est reproché à ceux qui en ont, d'en avoir trop. Des croyances existent disant comme quoi l'argent c'est mauvais, l'argent c'est sale, que ce n'est pas « bien » d'en avoir.

Mais il ne faut pas se voiler la face. L'argent, c'est utile. Que ce soit pour se nourrir, se vêtir, se loger ou pour se divertir.

L'argent fait partie des 3 principales causes de stress. C'est dire son importance.

Ces croyances n'attribuant à l'argent que des sources de malheurs ou de malhonnêteté sont limitantes.

Elles vous empêchent de faire ce qu'il faut faire pour avoir de l'argent et vous poussent à critiquer ceux qui en ont.

Dans l'esprit collectif, ceux qui ont réussi sur le plan financier en sont arrivés là, car à un moment ou à un autre, ces derniers ont berné des gens. Ils ont fait de mauvaises choses.

Il est évident que l'argent ne fait pas le bonheur, car le bonheur ne se définit pas uniquement à travers le nombre de zéros que nous avons sur notre compte en banque.

Mais il ne demeure pas moins vrai que ne pas avoir d'argent dans le monde dans lequel nous vivons, cause certains malheurs.

Voilà pourquoi je vous conseille tout d'abord de vous réconcilier avec Mr Argent.

Car en réalité, vous avez besoin de lui. Il ne vous viendrait pas à l'idée de vous fâcher avec le meilleur coiffeur de votre quartier ou avec votre banquier. Avec Mr Argent, c'est pareil.

N'en voulez pas non plus à ceux qui en gagnent beaucoup. Ne les jalousez pas. Car au fond de vous, vous auriez aimé être à leur place.

Les personnes dites « riches » le sont, car ils ont réussi à créer, à innover dans un domaine. Ils ont répondu à un besoin que beaucoup de personnes ressentaient. Ou ils ont une ou des capacités qui les rendent uniques.

Je prends pour exemple les footballeurs.

Les footballeurs professionnels tels que Cristiano Ronaldo, Messi ou Neymar font partie des sportifs les mieux payés de la planète. Pourquoi ?

Pour taper dans un ballon ? Effectivement.

Mais ce qu'il est important de comprendre, c'est qu'ils sont les meilleurs dans le « tapage de ballon ». Personne ne le fait mieux qu'eux.

Le football est un business qui rapporte des Milliards. C'est un Spectacle regardé par des millions de personnes qui paient pour y assister.
Les Cristiano Ronaldo, Messi et Neymar sont capables de faire ce que très peu de personnes savent faire.

Ils sont les têtes d'affiche de ce spectacle. Il est donc normal qu'ils soient rémunérés à hauteur de l'argent qu'ils génèrent.

C'est logique.

J'entends dire aussi que les personnes fortunées devraient en donner à ceux qui n'en ont pas. Cela est forcément intéressant si vous vous placez du côté de ceux qui reçoivent. C'est sans doute moins agréable si vous êtes du côté de ceux qui sont obligés de donner.

Vous me direz : « la générosité, la solidarité, c'est important… »

Assurément. Mais libre à celui qui veut être généreux et solidaire, de l'être. Nul ne peut contraindre qui que ce soit à être bon et généreux.

Sachant qu'en France, les impôts servent à cela. Mais je n'irai pas plus loin…

Je reviens sur l'idée que vous devez accepter l'argent. Et une fois que vous l'avez accepté, vient la partie essentielle et cruciale : SAVOIR LE GÉRER, car il est vrai que l'argent n'est qu'un moyen d'échange. Il n'est pas fait pour rester sur un compte. Il circule. Il est intéressant, car il représente ce que vous pourriez faire avec.

Cela ne veut évidemment pas dire que je vous invite à ne pas en avoir sur votre compte ou à le gaspiller. Je veux vous faire comprendre que ce qui est important, c'est de gérer son flux d'entrée et de sortie d'argent correctement.

La vision de l'argent

L'argent en soi, n'est pas une mauvaise chose. L'important est plutôt votre relation, votre rapport, votre vision par rapport à celui-ci. Votre façon de l'utiliser.

Là est la question : savoir comment vous allez faire usage de cet argent.

Il faut bien comprendre que l'argent n'est ni mauvais ni bon.

Ce qui aura de l'influence, c'est plutôt la perception que vous aurez, d'une personne qui en possède « beaucoup ».

Demandez-vous comment verriez-vous une personne qui refuse de vous prêter ne serait-ce que 500€, alors que vous savez qu'elle en gagne 100 fois plus.

Ne seriez-vous pas contrarié ? Énervé ? Aigri ?

Ne penseriez-vous pas que cette personne, qui a toujours été votre ami, a changé et est différente ?

Vous vous diriez qu'à une époque, il vous aurait prêté cet argent, mais maintenant qu'il est « riche », il est devenu radin.

Votre vision de ce bon ami deviendrait négative. Alors qu'en réalité, cet ami n'a pas changé. C'est plutôt votre façon de le voir qui a changé.

Maintenant, imaginez que vous demandez ces mêmes 500€ à une personne qui elle, gagne 1000€.

Votre sentiment vis-à-vis d'elle serait sans doute différent. Vous seriez plus apte à comprendre son refus.

Je fais là des généralités. Je sais très bien que ce que j'écris n'est pas une vérité absolue.

Mais ce que je veux vous faire comprendre, c'est l'importance d'avoir une vision saine de l'argent.

Une personne pègre ou égoïste, qui a de l'argent, est avant tout une personne pègre. Qu'il ait 20€ ou 20000€.

Une personne généreuse et bonne, qui a de l'argent, est avant tout une personne généreuse. Qu'il ait 20€ ou 20000€.

Dans ma vie, j'ai côtoyé des personnes très à l'aise financièrement. J'ai eu des moments de galère où j'ai pensé à leur demander de l'aide, mais finalement, par orgueil, je m'y suis refusé.

Ceci dit, je me suis posé la question de savoir comment je ferais face à un éventuel refus.

Très vite, la réponse fut évidente : « ils n'ont aucune obligation à me prêter quoi que ce soit.

Donc s'ils me prêtent, tant mieux, sinon, tant pis. J'ai mal géré, je me suis mis dans cette galère, c'est à moi de faire en sorte de m'en sortir ».

Je n'ai aucune exigence à avoir envers l'argent qu'ils ont durement gagné.

S'ils me prêtent des sous, cela fera d'eux sans doute de meilleures personnes, mais s'ils ne m'en prêtent pas, cela ne les rendra pas mauvais.

Votre vision doit rester inchangée ou devenir meilleure les concernant, mais en aucun cas, cela doit faire naître de la rancœur en vous.

La Société et l'argent

Nous ne devons pas nous mentir. Nous appartenons à une société où tout tourne autour de l'argent.

Certains l'acceptent et le comprennent mieux que d'autres.

Vous et moi sommes jugés sur ce que nous pouvons rapporter. Peu importe ce que nous sommes réellement au plus profond de nous.

Il fut une époque où les échanges se faisaient sous forme de troc. C'est-à-dire que les gens échangeaient ce qu'ils avaient (animaux, objets…) contre ce dont ils avaient vraiment besoin. Il n'y avait pas de monnaie, de devise.

Un fermier pouvait donner 3 poules en échange d'une auscultation faite par un médecin, par exemple.

Encore aujourd'hui, dans certaines parties du monde, il en est de même.

Mais notre société occidentale ne fonctionne pas ainsi. Le capitalisme est de mise.

Les entreprises ne calculent que leurs profits, leurs plus-values. Loin de moi l'idée de vouloir juger le bon où le mauvais de la chose. Je ne fais que constater.

Et à cette société de consommation, à ce fonctionnement, nous nous y sommes tous adaptés.

Nous avons tous envie de partir en vacances dans les plus beaux endroits du monde, avoir de beaux habits, de belles choses.

Celui qui dirait le contraire serait soit quelqu'un d'exceptionnel, soit un menteur. Je suis volontairement catégorique.

Demandez autour de vous, et vous verrez. Beaucoup de personnes rêvent secrètement ou ouvertement de gagner au loto. Même si ces personnes disent ne pas aimer l'argent, ils ont quand même conscience qu'en ayant un compte en banque bien garni, ils pourraient se faire plaisir et plaisir à leur famille. Mais soyons clairs, l'argent permet d'acheter des plaisirs, mais pas le bonheur.

Il permet entre autres de remplir son frigo et d'avoir un toit sur sa tête, et nous évite pas mal de stress.

Car je le répète, parmi les principaux facteurs de stress, il y a l'argent et surtout son manque…

Le manque

Donc en réalité, qu'est-ce qui vous cause du Stress ?

Ce n'est pas l'argent en lui-même, mais plutôt son « manque ».

C'est quand vous n'en avez pas ou pas assez que le stress survient. Quand vous avez du mal à le gérer, c'est ce qui vous cause des soucis. Vous êtes dans l'incapacité de faire ce que vous avez envie de faire.

Plus moyen de voyager, d'acheter une nouvelle voiture, car celle que vous avez ne cesse de faire des passages chez le garagiste, de vous acheter votre propre logement, d'investir, d'offrir à vos enfants ce dont ils ont besoin (jeux, divertissements, accessoires, études…), etc.

Dans la société dans laquelle nous vivons, le manque d'argent vous limite dans pas mal de choses.

Donc, ce n'est pas l'argent en soi qui est mauvais, c'est le manque de celui qui vous cause du tort et du stress.

L'argent étant une chose inerte. De lui-même, il ne vous fera jamais de mal. Un billet de 500€ posé sur une table ne vous fera jamais de mal. La personne détenant ce billet peut vous en faire, mais le billet ne le pourra jamais.

Certaines personnes qui n'ont pas d'argent trouvent ensuite des excuses, donnent raison à ces croyances qui disent que l'argent n'est pas une bonne chose. D'une certaine manière, ils justifient le fait de ne pas en avoir.

Les personnes qui n'ont pas de souci d'ordre financier, elles, ne disent pas que l'argent est mal. Elles ne le glorifient peut-être pas, mais en aucun cas ne lui donnent mauvaise presse.

Ces gens sont en quelque sorte épargnés de l'angoisse des factures impayées et des dettes. Leur vie en est forcément, d'une certaine manière, facilitée.

Ils auront comme tout le monde, d'autres soucis, notamment familiaux, professionnels ou personnels, mais ils ne seront pas limités par le côté financier.

Là où la plupart des personnes ont du Stress causé principalement par le travail, la famille et l'argent, les personnes aisées n'auront comme facteurs de stress "seulement" le travail et la famille.

Rappelons-nous que dans de nombreux pays, les soins médicaux sont payants. Ce qui fait que les plus pauvres ne peuvent pas se soigner.

Beaucoup d'écoles de prestige ont des frais d'inscriptions exorbitants entraînant l'exclusion de ceux qui ne peuvent pas payer, faute de moyens.

Il est évident que tout le monde ne peut pas être riche ou financièrement aisé. Mais la meilleure manière de ne pas avoir d'argent, c'est de le rejeter.

En le rejetant, vous l'empêchez de venir vers vous et quand il est là, vous le gérez mal...

Ayez conscience de ce que vous voulez, devez, et pouvez faire

Nous allons maintenant aborder la principale problématique concernant l'argent.

Pourquoi en manquez-vous ? Pourquoi à chaque fin de mois êtes-vous dans le rouge, financièrement ?

Pourquoi ne pouvez-vous pas concrétiser vos projets ?

La réponse est évidente. Vous n'avez pas suffisamment de fonds. Dans tout projet, business, ambition, l'argent est bien souvent le nerf de la guerre.

Dites-vous bien cela : si vous manquez d'argent, c'est peut-être qu'à un certain moment, vos espérances et attentes ont été trop grandes. Je m'explique :

Vous vous êtes engagé sur un achat ou plusieurs, qui ont fini par vous mettre dans le rouge.

C'est bien simple. Il suffit de constater l'explosion des crédits à la consommation, les différentes facilités de paiement qui vous poussent à l'achat. Certaines personnes vont acheter des choses par coup de cœur, par désir profond, et parfois superficielles.

Comme je l'ai dit précédemment, nous sommes dans une société de consommation qui nous pousse à nous endetter en nous faisant croire que c'est facile. « Facilités de Paiement » : tout est dit. Ça devient facile de payer. Là est justement le piège.

Le terme devrait être plutôt «Facilités d'endettement». Car c'est de ce dont il s'agit.

Bien souvent, les gens vont se dire qu'ils n'ont qu'une vie, donc ils profitent en s'achetant des plaisirs éphémères qui au moment de l'achat, sont d'utilité absolue.

La facilité de paiement devient une difficulté de remboursement. Malheureusement.

Vous devez avoir conscience de la différence entre ce que vous Voulez, ce que vous Pouvez et ce que vous Devez avoir.

Prendre conscience de cela peut vous empêcher de vivre au-dessus de vos moyens. Ceci n'est en réalité qu'une question de bon sens, n'est-ce pas ?

N'oubliez pas que **votre budget conditionne l'achat, et non l'inverse !**

L'achat compulsif signale également un stress et une anxiété compensée par une dépense inutile. Pour apprendre à gérer son stress, il convient de pratiquer une activité physique régulière, comme du yoga ou bien du sport.

Si vous vous trouvez dans la situation d'une envie irrépressible d'achat :

- **Inspirez et expirez à fond.**

- **Rappelez-vous que cet achat n'est pas motivé par la raison.**

- **Accordez-vous un temps pour réfléchir à l'utilité de l'objet que vous convoitez.**

- **Revenez en pleine forme et de bonne humeur afin de prendre la décision la plus raisonnable.**

Vous voulez vous acheter une voiture que vous ne pouvez pas acheter. Et même si vous pouvez (crédit à la consommation), demandez-vous si vous devez l'acheter.

Je prends l'exemple de la voiture, qui est un exemple commun, mais je pourrais prendre d'autres exemples : paires de chaussures, nouveau salon, nouveau téléviseur 140cm…

Tout ceci est-ce vraiment indispensable ? Avez-vous les moyens suffisants pour vous le permettre ?

Il est important de se poser ces questions. Il est important de connaître ses capacités et d'accepter ses limites, afin de diminuer sa frustration. La télé et les médias veulent nous pousser à la consommation et font naître en nous le désir d'achat par la publicité à outrance.

Sachez faire fi de cela afin de ne pas vous pousser à la faute.

Mauvaise Gestion

Le problème que j'ai pu constater en réalité, c'est que si les gens manquent d'argent, cela vient d'un problème de gestion.

D'où la question essentielle : **Comment je dois gérer mon argent afin d'éviter d'être dans le rouge à la fin du mois ?**

Une anecdote avant de commencer.

J'ai rencontré une jeune femme exerçant le métier de professeure des écoles, qui m'a avoué ne pas avoir pu régler une facture d'électricité ou d'eau. Peu importe.

Elle me dit que par rapport à ces difficultés, elle envisage de changer de métier. De se reconvertir, car son salaire ne lui permet pas de payer ces factures. Soit…

En premier lieu, je trouve cela bien, car elle décide de se reconvertir afin d'améliorer ses revenus. Elle agit en changeant de profession pour avoir une meilleure qualité de vie. Je vois ça comme étant une bonne chose, en soi.

Mais là où ma surprise fut grande, c'est à l'annonce du montant de la facture qu'elle n'a pas pu régler.

Était-ce une facture de 500, 300 ou 150€ ? Nullement.

La facture était de 18,57€. Ce montant est resté très précis dans mon esprit.

Cette facture impayée de 18,57€ a poussé cette jeune femme à décider de changer de métier, à se reconvertir, car sa profession de professeure des écoles ne lui permettait pas de régler cette facture d'un peu plus de 18€.

Une question me vint à l'esprit : comment une jeune femme d'à peine trente ans, professeure des écoles, se retrouve-t-elle à ne pas pouvoir payer une facture imprévue de 18€ ?

Elle m'expliqua qu'elle était déjà dans le rouge et quand cette facture arriva, elle ne put la régler.

18€ !! Pas 200€ ni même 100. Mais 18,57€ !!!

Je choisis l'exemple de cette jeune femme comme échantillon représentatif de certaines personnes qui ont des difficultés à régler la moindre petite facture.

C'est la situation de beaucoup de personnes.

Il m'apparaît évident que cette jeune femme a un vrai problème de gestion de ses revenus.

Et elle n'est pas la seule. Ce n'est pas une question de revenus. D'autres gagnent 3000, 5000 ou 8000€ et se retrouvent dans la même situation. Ils sont en dépassement à la fin de chaque mois.

C'est donc un vrai problème de Gestion. Un problème d'éducation financière.

Je me demande en réalité si ces personnes, d'une certaine manière, ne vivent pas au-dessus de leurs moyens. Il faut absolument changer cela. Il faut apprendre à gérer son argent de la manière la plus efficace possible.

Cela semble être évident. Mais certaines personnes ont plus de difficultés que d'autres à le faire.

Vous ne devez pas vivre en fonction de ce que vous auriez aimé gagner, mais en fonction de ce que vous gagnez réellement.

Car si : ce que je gagne – ce que j'aurais aimé gagner = -1000€, il y a de fortes chances qu'à la fin de chaque mois, je sois en dépassement. Ce qui entraînera Stress et Anxiété.

Et il suffira qu'un imprévu arrive, comme une facture de 20€, pour que le stress augmente encore plus.

D'où la grande importance de savoir gérer son argent et d'anticiper les dépenses.

Solutions proposées

Quelles solutions pourrais-je vous apporter afin de mieux gérer mon argent ?

Comment pourrais-je apprendre à mieux le gérer ?

Première chose : faire un état de ses revenus chaque mois. Quand je parle de revenus, je parle de toutes les entrées d'argent.

C'est-à-dire salaire, allocations, investissements, placements, revenus locatifs, CAF, RSA, ASSEDIC, retraites, minimum vieillesse, etc.

Deuxième chose : faire un état maintenant des dépenses. Ce qui débite chaque mois du compte.

Charges courantes (eau, électricité, télé, téléphone, internet…), mensualités de remboursement pour la voiture ou logement, loyer si locataire, sorties (restaurants, cinéma, loisirs…), alimentation, frais de scolarité, épargne, impôts, etc.

Prendre les 3 ou 4 derniers relevés de compte et regarder les dépenses mensuelles.

Cela permettra de savoir exactement où vous en êtes financièrement.

Vous pourrez constater l'écart qu'il existe entre vos entrées et vos sorties d'argent.

Si : Entrées – Sorties = - 300€, cela veut dire que chaque mois, vous êtes en déficit de 300€.

300€ de déficit chaque mois, cela veut dire 3600€ cumulés par année.

Ce n'est pas négligeable.

La solution que je propose, c'est de commencer par supprimer ou diminuer toutes les dépenses inutiles qui ne sont pas indispensables.

Ex. : avoir un forfait téléphone, télé ou internet moins cher. Diminuer votre consommation d'eau et/ou d'électricité, renégocier votre prêt immobilier, trouver des loisirs qui entraînent moins de dépenses ou en faire moins…

Trouvez toutes ces petites choses non indispensables et réduisez, voire supprimez-les. Chaque euro gagné compte. Comme dit l'adage, il n'y a pas de petites économies.

Vous n'êtes pas non plus obligé d'avoir cette voiture neuve toutes options pour épater la galerie et qui mettrait un vrai coup à votre budget.

Éviter les achats compulsifs. Nous devons apprendre à dire « NON JE NE PEUX PAS ».

Pensons d'abord à ce qui est bon pour nous et notre portefeuille.

Ne vous endettez pas pour le plaisir. Utilisez plutôt la dette pour vous enrichir en INVESTISSANT.

Le Camembert

Une autre solution que je vous propose est celle du camembert.

Votre salaire est représenté par un camembert.

- Vous allouez 35% de ce camembert à votre endettement (loyers de voiture + loyers de logement)

- 5% environ pour les impôts

- 10% d'épargne disponibles pour pallier les imprévus ou pour un projet futur

- 10% pour l'alimentation

- 10% pour TV, téléphone, internet -

Exemple pour un salaire mensuel de 2000€ :

35% d'endettement=700€
5% d'impôts=100€
10% d'épargne=200€
10% alimentation=200€
10% TV, téléphone, internet=200€

Soit 1400€ de dépenses mensuelles et 600€ de reste à vivre.

Les pourcentages des différents postes de dépenses peuvent varier bien évidemment, ce n'est qu'un exemple. Ce qui est important de comprendre, c'est le besoin de classifier et de budgétiser vos dépenses pour qu'en fin de mois, vous soyez au pire, à l'équilibre.

Ainsi, vous aurez déjà réparti vos revenus de manière responsable.

L'idéal serait que vous viviez en dessous de vos moyens. Ainsi à la fin de chaque mois, vous aurez l'agréable surprise d'être dans le positif.

Vous montrerez ainsi à votre banquier que vous savez épargner et qu'il peut vous faire confiance pour de futurs prêts dans le but d'investir et de s'enrichir.

Camembert financier :

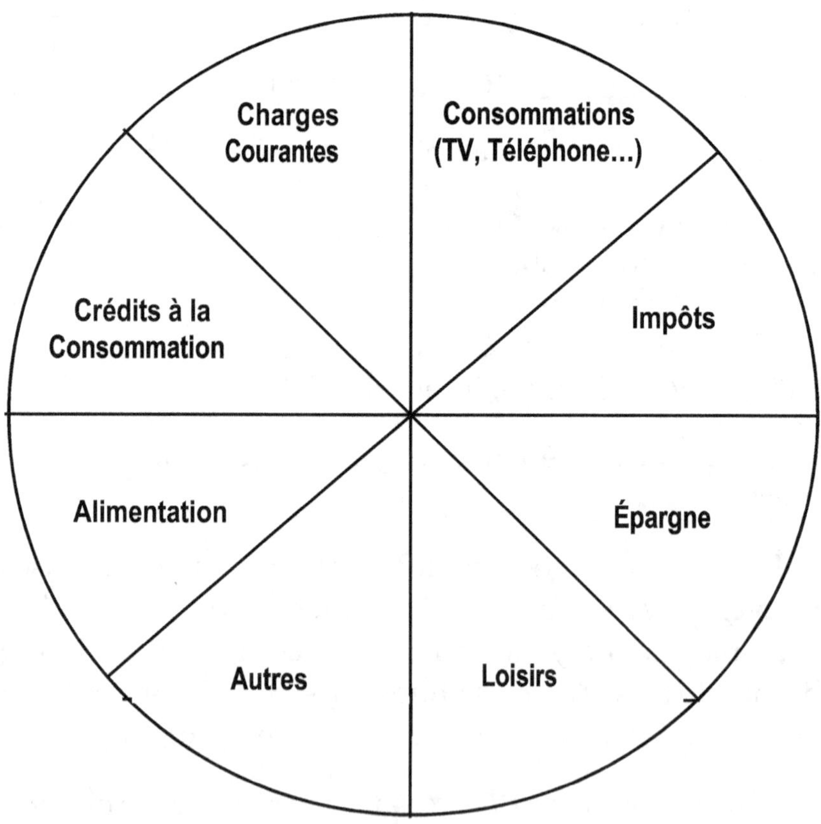

Ce camembert représente la totalité de mes revenus mensuels.

Quelle est la part de mes charges courantes (loyer, eau, électricité) ?

Quelle est la part de mes factures de consommations (Télé, Téléphone, internet) ?

Quelle est la part de mes impôts ?

Quelle est la part de mes crédits à la consommation (voiture, prêt conso…) ?

Quelle est la part pour mon alimentation ?

Quelle est la part de mon épargne ?

Tableau d'entrées et de sorties d'argent

Entrées	Sorties
Salaire :	Loyer :
Revenus locatifs :	Charges courantes :
Pensions alimentaires :	Alimentation
Activités complémentaires :	Impôts :
Aides :	Crédits :
	Pensions :
	Autres :
Total E :	Total S :

Total E – Total S = Reste à vivre

- Quelles dépenses sont inutiles ?

  q   q

  q   q

  q   q

- Quels abonnements pourrais-je diminuer ou supprimer ?

  q   q

  q   q

  q   q

- Je voudrais un revenu complémentaire

  q Oui   q Non

- si oui, me contacter au 0690532071

Expérience personnelle de gestion d'argent

Je vais vous faire part de mon expérience perso.

Car la question est là aussi. Quelle est ma légitimité pour vous dire quoi faire ?

Je vous propose mon expérience personnelle. Peut-être pas la meilleure. Mais elle apporte une certaine vision sur la gestion de l'argent.

J'ai été diplômé en Masso-Kinésithérapie en 2011, à même pas 23 ans.

J'ai rapidement trouvé du travail dans un centre Hospitalier à mi-temps.

Étant à mi-temps, mon salaire était d'à peu près 1000€ par mois.

En même temps, je travaillais dans un cabinet libéral pour un lancement d'activité. Je n'avais donc pas beaucoup de patients. Ce qui fait que mes revenus du cabinet étaient là aussi d'environ 1000€.

En tout, je gagnais donc 2000€ par mois.

Quelle fut ma réflexion dès lors ? Je me suis très tôt dit que ces 2000€ n'étaient en réalité pas à moi.

Qu'en réalité je disposais maximum de 1500€, pas plus, sur ces 2000€ qui arrivaient sur mon compte.

Pourquoi me suis-je dit cela ?

Simplement que mes besoins à cette période étaient bien inférieurs à 2000€, voire même 1500€.

Étant chez mes parents, je n'avais pas d'obligation de loyer, ni d'aucune charge courante.

Avoir un salaire de 1500€ alors que l'on n'a ni enfants à charge ni charges fixes, c'est comme avoir cette somme en argent de poche.

Alors de cet argent (1500), j'ai fait un camembert comme décrit lors du chapitre précédent.

En adaptant évidemment cette méthode à ma situation de l'époque. Soit :

35% d'endettement = 525€

10% d'épargne = 150€

10% alimentation=150€

10% TV téléphone, internet=150€

Les 5% d'impôts sont calculés bien évidemment sur les 2000€ de revenus, mais je les ôtais quand même des 1500€, c'est-à-dire 100€ d'impôts.

C'est-à-dire que théoriquement, après avoir soustrait toutes ces dépenses, il me resterait 425€ à la fin du mois.

Mais en réalité, il me resterait minimum 925€ (425€+500€ que je retire d'office de mon salaire).

Maintenant, sachant que je ne paie pas de loyer ni de voiture, les 35% d'endettement (525€) sont soit réinvestis, soit épargnés.

Ce qui fait qu'à la fin de chaque mois, j'avais à peu près 1450€ (925+525) qui n'étaient pas dépensés pour des choses futiles et sans grand intérêt, mais qui étaient épargnés ou réinvestis.

Soit 17400€ sur 12 mois. De quoi pouvoir pallier les éventuels coups durs.

Ce matelas m'a permis par la suite de devenir propriétaire avant 30 ans, de mon premier appartement de 100m2.

Je n'ai eu aucun souci à obtenir un prêt auprès de ma banque, car j'ai su montrer à mon gestionnaire que je savais gérer mes revenus.

Cela m'a aussi permis de faire des voyages à Las Vegas, Miami, New York, Dubaï, Maroc, Madrid, Rome…

De faire des croisières, de faire des cadeaux à mes proches et de me faire aussi plaisir.

Avec du recul, je me dis que si je savais ce que je sais maintenant, j'aurais encore mieux investi, notamment dans l'immobilier, mais bon, ainsi soit-il…

Comme beaucoup, j'ai aussi fait des erreurs dans ma manière de dépenser mes sous, car il y avait certaines choses que j'ignorais à propos de l'argent.

D'où l'importance PRIMORDIALE de lire et d'apprendre sur l'argent et l'investissement.

C'est en lisant un maximum, en s'informant, en apprenant, en se formant des autres que l'on peut commettre un minimum d'erreurs.

J'en suis convaincu. Et soyez-le.

Il est aussi très important de tout budgétiser.

Budget Loisir- Budget Vacances- Budget Alimentation- Budget Investissement- Budget FORMATION- Budget Voiture, etc.

Questions

En quoi l'argent est un facteur de stress pour vous ?

____

____

____

____

Quel type de relation entretenez-vous avec l'argent ?

____

____

____

____

Comment pourriez-vous améliorer vos rapports avec l'argent ?

____

____

____

____

NOTES

Chapitre 5

VOTRE TRAVAIL ADORÉ

Vous et collègues

Nous allons maintenant aborder la principale cause de stress : Le Travail

Votre profession est ce qui va causer le plus d'anxiété et de mal-être chez vous, selon différentes études.

Il est important de travailler, car sans travail, pas d'argent. Et sans argent, vous pouvez vous permettre beaucoup moins de choses qu'en en ayant.

Un paradoxe existe : ceux qui ne travaillent pas veulent travailler et ceux qui travaillent, veulent travailler le moins possible. Complexe.

Vous pouvez le constater par l'augmentation des arrêts maladie, maladies professionnelles…

Cela dépend assurément des conditions de travail.

La question maintenant est d'identifier les sources de stress dans votre milieu professionnel.

Premièrement, j'aborderai les relations avec nos collègues. L'entente est-elle cordiale ou problématique ?

Forcé de constater qu'en tant qu'employé ou salarié au sein d'une entreprise, vous n'avez d'autres choix que faire avec eux.

Les collègues, c'est comme la famille, on ne la choisit pas, on fait avec.

Ils peuvent être de grands pourvoyeurs de stress.

En discutant avec différentes personnes, certains reproches reviennent souvent comme :

« Je suis obligé de travailler pour deux », « mon collègue ne fait rien, c'est moi qui fais tout », « on le félicite lui alors que c'est moi qui ai tout fait », « il ne fait pas sa part de travail », « il ne respecte pas les heures de travail », etc.

Je suis sûr que vous avez un collègue comme ça. Ou même un qui passe son temps à se plaindre.

Si vous n'en avez pas, c'est que c'est vous. (Humour)

Vous êtes donc dans une atmosphère, un environnement qui ne vous plaît pas, où l'énergie est plutôt négative et l'ambiance pas forcément optimale.

Tout cela déteint sur vous et cause un mal être.

Je ne présente pas là, une vérité absolue. Voyez-le plutôt comme un exposé de certaines situations qui peuvent entraîner du Stress.

Je prends pour exemple une anecdote concernant 2 employées de bijouterie.

L'une empiète sur le travail de l'autre. L'une l'accepte, l'autre pas. Chacune veut délimiter son espace de travail. Le conflit est permanent.

Le patron a quant à lui, fait le choix de ne pas s'en mêler et préfère laisser ses deux employées dans une guerre perpétuelle.

Nous avons donc deux personnes qui sont obligées de travailler ensemble, mais qui ne se supportent pas. De ce que j'ai pu constater, cette situation est malheureusement courante.

Imaginez dans quel état se retrouve chacune d'entre elles à la fin de la journée. Et cela, 300 jours par an.

Cette accumulation de stress toute l'année est forcément délétère.

Cela démontre bien à quel point certains collègues dans certains milieux professionnels peuvent avoir un mauvais effet sur vous.

Vous et votre patron

Après avoir évoqué succinctement la relation avec les collègues, j'aborde maintenant la relation avec le « Patron ».

Celui-ci, bien souvent, va être la cause de stress, surtout quand vous êtes en position d'employé.

Il va faire naître en vous du Mauvais Stress en voulant créer du Bon Stress (en principe). La trop forte volonté du patron à vouloir vous stimuler, vous motiver, tirer le meilleur de vous-même afin d'être plus productif, plus rentable, afin d'atteindre des objectifs, peut, au contraire, vous paralyser et avoir l'effet complètement inverse de ce qu'il désirait réellement.

Je le répète, le bon stress est ponctuel, mais le mauvais est continu. À force d'être mis sous pression, forcément ça explose.

Le simple fait de voir le patron vous met déjà mal à l'aise. Stress et angoisse s'emparent de vous, car vous connaissez son exigence qui vous semble trop forte.

Vous pouvez aussi avoir l'impression d'être exploité, de ne pas être valorisé. Vous avez aussi parfois l'impression qu'il exige de vous des choses qui ne font pas partie de vos compétences.

Certains pourraient même se sentir « esclaves » de celui-ci. Singulièrement aux Antilles où notre passé est encore bien présent.

Au contraire, d'autres se mettent dans cet état de stress d'eux-mêmes pour prouver à leur employeur qu'ils sont les meilleurs. Ils seront tellement exigeants envers eux qu'ils s'en rendront malades, surtout si ces efforts ne sont pas reconnus.

Vous devez apprendre à reconnaître cet état de Stress et ensuite apprendre à le gérer.

Vous devez vous dire que ce qui importe est de donner le meilleur de vous. Et aller travailler stressé n'est pas donner le meilleur de vous. Cela ne sert pas à grand-chose de se rendre malade pour impressionner ou faire plaisir à son supérieur.

Commencez plutôt par avoir confiance en vous, en vos capacités et en ce que vous valez.

Donnez le meilleur de vous en faisant attention à vous. Prenez conscience que vous soyez là ou pas, la société continuera à tourner. Nul n'est indispensable. Nul n'est irremplaçable. Car nul n'est éternel.

Peu importe à quel point, une personne fut douée dans ce qu'elle faisait, à un moment, elle fut remplacée.

Donc, ne sacrifiez pas votre santé, car quand vous ne pourrez plus travailler, vous serez tout simplement remplacé. La Terre doit continuer à tourner.

Employés (la solitude de l'entrepreneur)

Maintenant, si vous êtes un patron, ou avez un poste à responsabilité et que vous avez en charge des employés.

Des employés qui n'atteindront pas les objectifs aussi rapidement que vous l'espérez, qui traînent des pieds, qui ne veulent pas faire certaines choses.

Vous constatez que vous devez répéter à maintes reprises les mêmes choses pour que les choses se fassent.

Vous devez gérer les retards, les congés imprévus, les absences, les conflits et parfois même, l'incompétence de certains.

Vous avez l'impression de devoir tout faire vous même si vous voulez que les choses avancent.

Tout cela cause chez vous un état de stress quasi permanent.

N'oublions pas les charges que vous avez, l'entreprise qui doit tourner, car vous avez beaucoup investi. Vous avez tout donné pour elle et fait beaucoup de sacrifices, mais malheureusement, ça ne va pas comme vous le souhaiteriez.

Vous subissez la pression des banques, des créanciers, des retards de paiements et de règlements, des dettes qui s'accumulent…

Logiquement, le stress en vous augmente.

D'autres difficultés peuvent se présenter comme des périodes creuses dans vos ventes ou juste pas assez de ventes durant l'année.

Vous vous demandez comment gérer ces situations, comment pérenniser votre entreprise.

Une solution que je peux vous proposer est tout simplement l'anticipation, la délégation et une meilleure gestion.

Sachez à quelle période les ventes sont moins importantes. Anticipez vos frais, vos dépenses, afin d'avoir une certaine sérénité dans l'avenir.

N'hésitez surtout pas à vous former, car vous pouvez facilement apprendre des personnes qui sont passées par ces moments avant vous.

Il est aussi important de bien vous entourer. Un entrepreneur se sent bien souvent seul.

Voulez courir plusieurs lièvres à la fois, être sur plusieurs fronts, mais en réalité, vous n'avancez pas.

Savoir se faire aider et déléguer est primordial. Tout seul on va plus vite, ensemble on va plus loin.

Cela n'empêche pas d'avoir un œil et des connaissances sur tout.

Mais vous n'êtes pas expert en tout domaine, donc sachez laisser d'autres personnes faire ce que vous ne savez pas faire ou que vous faites moins bien. Vous consacrerez ainsi, plus de temps à d'autres tâches où vous êtes plus compétents ou passerez davantage de temps avec votre famille.

Mais une chose ne doit jamais vous quitter : votre état d'esprit.

Cette envie de toujours vouloir aller plus loin. Être positif et voir toujours le verre à moitié plein plutôt qu'à moitié vide. En entrepreneuriat, l'état d'esprit ou Mind Set est primordial.

Beaucoup de livres et de conférenciers en parlent. Cela est l'élément essentiel qui vous permettra de vous dépasser et de toujours avancer, malgré les nombreuses difficultés rencontrées.

Ainsi, je pense, vous arriverez à mieux gérer votre stress.

Oublier le stress au travail

Comment gérer votre stress au travail ?

Je ferai cette fois-ci moins de cas par cas, en parlant plus globalement.

Prenons juste mon cas. Comment je fais ?

Comme j'ai pu le dire précédemment, la première cause de stress est l'activité professionnelle.

Ce que je vous conseille est de créer sur votre lieu de travail vos propres moments de détente, de relaxation, de bien-être. Créer votre bulle de repos.

Prenez 15-20 minutes pour vous mettre dans votre bulle, vous imaginer autre part.

Imaginez que vous n'êtes pas sur votre lieu de travail, ce lieu de pression, de stress, de mal être.

Différentes manières de faire existent :

Le masque de massage oculaire qui vous massera les yeux et les tempes, le tout accompagné de musique de relaxation. Vous reposerez ainsi vos yeux, surtout si vous passez vos journées devant un écran. Vous pourrez ainsi vous débarrasser de votre stress et d'éventuels maux de tête.

Vous pouvez aussi utiliser la visualisation en vous détendant grâce à la respiration et en vous imaginant dans un endroit agréable, que vous appréciez. Technique très efficace pour se sentir mieux.

Si vous êtes en manque de sommeil, effectuer une micro sieste d'environ 20 minutes. Cela améliore votre capacité à contrôler vos émotions négatives, votre comportement impulsif et votre tolérance à la frustration.

Dans mon cas, j'ai également la possibilité de mettre de la musique. Je suis un grand amateur de musique latine (salsa, bachata).

Donc tout en travaillant, j'ai un fond sonore qui m'est agréable et qui heureusement, est apprécié par mes patients. Cette musique n'est pas une source de distraction, n'empêche pas ma concentration, mais au contraire, m'aide à plus apprécier mon lieu de travail.

Il m'arrive même de mettre du zouk ou de la kizomba.

Ainsi, au lieu de me concentrer sur certaines choses désagréables, je préfère me concentrer sur la musique que j'aime. Cela me fait me sentir mieux et n'influe pas négativement sur mon travail. Au contraire.

Autre chose, il est important de trouver une activité extra-professionnelle. Pour ma part, il s'agit là encore de la danse de salon (salsa, bachata). Toute la journée, je suis concentré sur mon travail de bureau, et je sais qu'une fois mon travail terminé, j'ai le plaisir d'aller m'exprimer en Salsa.

Vous devez absolument trouver ce temps. Sortez de ce cercle vicieux Métro-Boulot-Dodo. Cassez cette boucle infernale avec du sport, avec des loisirs.

La visualisation de mon futur moment de détente fait que mon moment de travail se passe mieux.

Je fais ce que je fais à faire, le mieux que je peux, sachant qu'après, j'aurai mon moment.

Donc, 4 choses efficaces pour moi pour diminuer mon stress au travail :

1-masque oculaire massant

2-écouter de la musique

3- visualiser mon futur moment de détente

4-m'octroyer 15-20 minutes de pauses bien-être (micro-sieste)

Pourquoi travaillez-vous ?

Pourquoi je travaille ?

C'est la question que vous devriez vous poser tous les matins. Pourquoi me lever aussi tôt, prendre les transports et rentrer tard chez moi le soir ?

Car il est important de savoir pourquoi vous faites certaines choses. La plupart du temps, les gens travaillent pour une seule chose : gagner de l'argent.

Selon une étude, plus de 80% des salariés estiment travailler pour subvenir avant tout, à leurs besoins.

Pourquoi gagner de l'argent ? Payer ses factures, rembourser ses dettes, payer ses impôts.

Travailler ne doit pas simplement être un moyen de gagner sa vie, mais une manière de mener à bien vos projets. Que ce soit pour votre désir de voyage, votre projet personnel ou pour monter une affaire.

Vous devez vous dire que si vous travaillez, si vous vous levez le matin, ce n'est pas juste pour payer vos impôts ou vos dettes.

C'est dans le but de réaliser vos rêves, vos aspirations réelles et pas seulement pour payer des factures.

Il est évident que vous avez des obligations. Que tout votre argent ne peut pas être dédié à un projet voyage ou à la création d'un business.

Mais ne voyez pas votre travail comme cet unique moyen pour ne plus être endetté. Donnez plutôt une connotation positive à celui-ci.

Ce qui causera chez vous du stress est d'abord le fait que vous n'aimez pas votre travail.

Certains vont aimer leur travail, mais pas forcément le lieu et les moyens mis à leur disposition. D'autres ne vont pas se sentir valorisés pour ce qu'ils font.

Mais il y a une vérité générale : si les gens pouvaient gagner de l'argent sans travailler, bon nombre le ferait.

Je généralise encore une fois, mais là, je m'adresse à la personne soumise au stress dû à son travail.

Cependant, même si vous aimez ce que vous faites ou que vous vivez de votre passion, vous aimez prendre des vacances. Dans la notion de travail, il y a la notion d'obligation, contrairement à un « hobby ».

Le hobby est fait quand on en a envie, le travail est fait, car il doit être fait. C'est votre source principale de revenus.

Votre travail doit être un moyen d'arriver là où vous voulez arriver.

Me concernant, j'aime ce que je fais, j'apprécie grandement aussi de ne pas travailler.

Mais les fois où je suis moins motivé pour aller travailler, je me dis que ce jour de travail en plus me rapproche de la réalisation de mon rêve, de mon but, de mon objectif (voyage, business, cadeaux…).

Ne travaillez pas pour votre patron, pour vos employés, pour vos collègues. Travaillez pour vous et pour la réalisation de vos rêves. Ayez des rêves, des objectifs, des buts. Ne soyez pas juste un zombie qui fait ses 35h par semaine.

Voyez plus grand.

Certaines personnes ne travaillent pas, donc ne peuvent pas mettre en place certains projets qui leur permettraient d'évoluer.

Ils ne travaillent pas, mais voudraient le faire. Ils se plaignent du chômage, qu'ils ne trouvent pas de job, ce qui les empêche de progresser.

Donc, dites-vous que le fait de travailler est une bonne chose, et que cela vous permettra d'arriver plus loin. D'offrir des études à vos enfants, de découvrir d'autres contrées, d'ouvrir votre esprit.

Peu importe votre profession, celui-ci est une véritable chance qui vous permettra de devenir une meilleure personne.

Questions

En quoi votre travail est-il un facteur de stress ?

____

____

____

____

Pourriez-vous améliorez certaines choses ?
Et lesquelles ?

____

____

____

____

Comment êtes-vous sûr de mettre en place ces choses
écrites dans la question juste au-dessus ?

____

____

____

____

NOTES

Chapitre 6

VOTRE FAMILLE ET VOUS

Votre Famille et vous en musique

Je voudrais m'attarder maintenant sur certains sujets, notamment la musique.

L'effet que peut avoir la musique sur la diminution du stress. Il y a un proverbe qui dit que la musique adoucit les mœurs. Ceci est totalement vrai.

Écouter la musique que vous aimez ou une musique relaxante fera immédiatement descendre votre niveau de stress, vous détendra.

Moi, comme je l'ai souvent dit, ce que j'aime c'est la salsa et la bachata particulièrement. Le simple fait d'écouter ce genre de musique me détend grandement.

De votre côté aussi, écoutez une musique qui vous plaît. Que ce soit dans votre voiture, durant lajournée, avant le travail, en rentrant chez vous, etc., mettez-vous une musique agréable qui vous relaxera. Il y en a pléthore sur YouTube notamment.

Il est important de trouver ce qui vous plaît. Le fait d'écouter de la musique vous mettra dans un état de tranquillité et de détente, vous amusera parfois. Cela peut avoir un effet immédiat sur votre niveau de stress.

Le ménage est aussi un bon moment pour écouter de la musique. De manière générale, les tâches qui ne vous plaisent pas sont bien plus agréables ainsi.

Le sport en musique pourra vous motiver à continuer et à vous dépasser.

Bref, la musique peut vous accompagner dans toutes vos tâches et activités du quotidien.

Observez dans quel état émotionnel vous êtes lorsque vous écoutez une chanson qui a bercé votre enfance.

Moi, je me souviens étant plus jeune, quand ma mère faisait le ménage (le dimanche matin au moment des dessins animés), elle le faisait rarement sans musique.

Ce qui fait que maintenant, plusieurs années après, le simple fait d'entendre certains morceaux de « musique de vieux », cela me ramène à cette période où ma seule angoisse était de savoir si j'allais avoir ce que j'ai demandé à Noël ou à mon anniversaire comme cadeaux. C'est-à-dire, des choses futiles.

C'est donc un état en réalité où je me sens bien.

La musique m'accompagne partout. Elle permet de se recentrer sur soi d'une part, et de partager de bons moments avec d'autres personnes, d'autre part. Elle est un bon antistress.

Plutôt que d'écouter des informations qui généralement parlent de tout ce qui ne va pas (ou des avis d'obsèques par exemple) à la radio, qui créent du stress et de la tristesse, faites-vous le plaisir de libérer votre esprit avec une musique agréable.

Donc, n'hésitez pas à écouter de la musique. Cela ne vous fera assurément pas de mal, bien au contraire.

Ta famille et toi

Je vais maintenant parler de la gestion du stress dans le cercle familial et dans la vie de tous les jours. Je ne parlerai ni d'argent ni de travail. Ces sujets ont déjà été évoqués précédemment.

Je m'attarderai sur votre quotidien et votre famille, comment vous y évoluez et quels sont les moyens que vous pouvez utiliser pour vous détendre.

La 3ᵉ plus grande cause de stress, c'est effectivement la famille, l'environnement, le conjoint, les enfants…

Votre famille, vous devez savoir comment la gérer. Elle peut être très présente en essayant de dicter vos choix (fréquentations amicales ou amoureuses, choix de carrière…). Elle voudra prendre des décisions à votre place.

En réalité, vous devez vous dire que vous êtes seul(e) maître(sse) de ce dont vous aspirez. Ce n'est pas votre famille qui doit décider pour vous, qui doit prendre des risques à votre place. Elle vous conseillera, vous guidera, sera bienveillante (normalement), mais c'est vous et personne d'autre qui prenez vos décisions. Le tout maintenant est d'assumer ses décisions, assumer ses erreurs, ses choix.

Vous êtes libre d'écouter et de suivre ceux qui conseillent, mais le plus important est d'agir en son âme et conscience.

Vous avez sans doute une mère, un oncle ou un frère qui peut être intrusif et voudra orienter vos choix par rapport à son expérience, aux erreurs qu'il ou elle a pu commettre. Vous devez vous dire que les expériences qu'il a pu vivre lui sont propres.

Il est important que vous soyez sceptique de tout. Que vous preniez du recul sur tout, afin de vous faire votre propre idée. Tout le monde a droit à l'erreur, je dirais même qu'il faut en faire. Sachez justifier pour vous-même le pourquoi de vos choix.

La vie est faite pour faire des expériences. Certains parleront de prise de conscience, d'autres parleront d'expérience émotionnelle correctrice. Savoir échouer pour apprendre et progresser est un passage obligé.

En étant en accord avec vous-même, et centré, vous éliminerez une bonne partie du stress dû aux décisions que vous prenez (ou pas) ou que votre entourage vous oblige à prendre.

Je ne parle évidemment pas d'expérience illicite, entendons-nous bien.

Prenons le cas maintenant de la maladie ou de la vieillesse. C'est-à-dire un membre proche de votre famille qui est touché.

Il est important dans cette situation, de savoir accepter les différentes phases du deuil de la vision que vous aviez de cette personne (choc et déni, colère, négociation, dépression, acceptation). Ils sont indispensables et nécessaires.

Ces différentes phases font d'habitude référence à un décès. Pourtant, ils peuvent aussi être appliqués à une personne encore vivante.

La personne malade ou vieillissante se retrouvera peu à peu dépendante. Vous vous retrouvez à devoir vous occuper de votre parent dépendant et devez par conséquent, adapter votre mode de vie.

Ce n'est évidemment pas simple.

Cette situation, je la constate bien souvent chez les enfants de mes patients. Ils sont stressés, car ils se retrouvent à devoir prendre en charge complètement leur mère ou père alors qu'ils ne sont pas préparés. Ils se retrouvent dans un état quelque peu dépourvu, ce qui les entraine dans un état de stress quotidien.

Afin de diminuer leur stress, certains, qui le peuvent, font le choix de placer ces personnes dépendantes en Établissement d'Hébergement pour Personnes Âgées Dépendantes (EHPAD).

Pour ceux qui ne veulent pas, ou ne peuvent pas placer leur parent, pour mieux gérer leur stress, je leur conseillerais d'aménager au courant de la semaine, un moment uniquement pour eux, où ils pourraient se concentrer sur leur bien-être (sport, lecture, massage...)

Beaucoup disent qu'ils n'ont pas le temps. Comme je le dis à chaque fois : « tout est une question d'organisation ». Si vous voulez vraiment ce moment de détente, vous trouverez le temps.

Je dis la même chose aux parents qui ont des enfants en bas âge et qui me disent qu'ils n'ont pas le temps de prendre soin d'eux.

Vous DEVEZ trouver ce temps. Votre Bien Être est Primordial

Relation parent-enfant

Vous pouvez souffrir du stress que provoquent directement vos enfants.

Une fois devenu parent, le stress fait partie de votre quotidien.

Ce stress commence dès la grossesse et se poursuit toute la vie durant. Il est une mauvaise chose, surtout pendant la grossesse. Mais avec la naissance, celui-ci ne diminue pas.

Ces sentiments de bonheur et d'anxiété alternent perpétuellement. Dans les premières semaines, premiers mois, votre crainte principale est la mort subite du nourrisson.

Une fois qu'il commence à se déplacer, vous êtes sans cesse en alerte. Ce stress peut être un bon stress, car il est présent afin d'éviter le pire.

Vous aurez parfois tendance à surprotéger votre enfant, ce qui se comprend, mais posez-vous la question de savoir ce qui est vraiment bon pour votre bien être et pour le sien.

Est-ce que selon vous, pour son bien, il ne doit pas gambader, courir, tomber ?

Ce sont des expériences qu'il doit vivre de lui-même. L'important est l'encadrement dans lequel il fait ses expériences. Et dites-vous que vous ne serez pas toujours là pour le protéger.

Pendant votre propre enfance, vous avez aussi fait vos expériences de chute, de petites blessures, peut-être même, de petites fractures. 30 ans après, hormis les cas extrêmes, le souvenir que vous en gardez est-il si terrible que ça ? En êtes-vous profondément traumatisé ?

Je suis sûr qu'à vous aussi, on vous avait dit de ne pas faire certaines choses. Pourtant, vous les avez faites, car vous vouliez faire votre propre expérience. C'est en vous faisant mal que vous avez pris conscience de ce que vous pouvez faire ou pas.

Votre enfant est dans le même cas. Le plus important est le cadre dans lequel il fait ses expériences.

Sachez qu'un parent stressé a de grandes chances de transmettre son stress à son enfant. Donc pour son apaisement, soyez vous-même apaisé.

Cela concerne les parents d'enfants en bas âge, mais pas seulement.

Encore une fois, je prends pour exemple la relation que j'ai avec ma mère.

Malgré le fait que j'ai une trentaine d'années, j'ai parfois l'impression qu'elle me voit encore comme son garçon de 5 ou 10 ans. J'avoue que cela me dérange quelque peu, car j'estime savoir ce que je fais, que j'agis avec un minimum de réflexion, que les décisions prises pour ma vie ont été plutôt bonnes (jusqu'à maintenant) même si elles auraient sans doute pu être meilleures. Mais comme le chemin que j'ai emprunté et ma façon de penser ne correspondent pas à ce qu'elle avait imaginé pour moi, je sens qu'elle n'est pas totalement apaisée.

Au contraire, elle s'inquiète, et stresse. La dernière chose dont j'ai envie est de la voir stressée par ma faute, mais en même temps, je ne vais pas faire mes choix en fonction de ce qu'elle aurait voulu que je fasse.

Cependant, son anxiété agit sur ma personne. Ce n'est assurément pas ce qu'elle souhaite et moi non plus.

Je veux faire comprendre aux parents qu'il est important d'accepter les choix de leurs enfants, même si parfois, vous ne les comprenez pas. Au contraire, soutenez-les, faites leur confiance, laissez-les échouer, félicitez-les pour leurs réussites et consolez-les pour leurs échecs.

La façon de voir des parents est différente de celles des enfants, il faut le comprendre et l'accepter.

Assurez-vous juste de lui inculquer les meilleures valeurs et la meilleure éducation possible. Ensuite, c'est à lui de savoir ce qu'il en fait.

Je pourrais prendre d'autres situations et développer certains points. On pourrait en faire un livre entier (ce qui a déjà été fait), mais je vais m'arrêter là.

J'ajouterai seulement que le meilleur antistress est d'avoir une relation saine et de profiter avec votre enfant.

Votre Couple

Parlons de votre conjoint, de votre couple qui peut être une grande source de stress. Comment gérez-vous votre relation de couple ?

Pourquoi cette relation peut être source d'anxiété, de stress et parfois de mal être ?

Il y d'abord une chose fondamentale que vous devez comprendre : le couple est une entité à part entière.

Il y a vous, votre partenaire, et une troisième personne, qui est votre couple. C'est l'addition de votre personne à votre partenaire qui fait le couple.

Il est primordial de comprendre ceci. 1+1=1. En cas de conflit dans votre couple, ce n'est ni la faute de l'un ou de l'autre, vous devez comprendre ce qui ne va pas dans l'entité couple.

Pour cela, tout est basé sur la COMMUNICATION. Mais pour avoir une bonne communication, il faut d'abord que l'information soit claire et ainsi, retrouver une certaine communion.

Je vous conseille notamment de vous former à la communication, c'est-à-dire l'art de communiquer.

Pour ma part, j'ai appris beaucoup en suivant des formations de **Steve Abdelkarim** sur la communication et de **Bernard Flavien** sur l'intelligence émotionnelle.

Vous entendez souvent parler de l'importance de la communication au sein d'un couple. C'est un terme simple, mais si difficile à mettre en pratique. Car si elle n'est pas efficace, elle ne sert à rien.

Vous pouvez avoir choisi de parler à un certain moment, mais la personne en face n'est pas prête à vous écouter, à vous entendre, et à vous comprendre. Communiquer ne sert à rien. Vous parlerez pour rien.

Il est donc important qu'au moment où vous choisissez de parler, que la personne à qui vous parlez soit prête à vous écouter et à vous entendre. Le mieux serait que cela se fasse en un lieu neutre.

Pour ce chapitre sur la communication dans le couple, je ferai assez simple, car c'est un sujet qui, là aussi, pourrait faire tout un livre.

Je vais vous dire quelque chose qui peut-être, vous surprendra.

Le problème ne vient jamais de l'autre. La personne en face de vous n'est que le reflet de ce que vous êtes.

Ceci est valable pour toutes les personnes que vous rencontrez ou rencontrerez. Elles sont votre propre reflet. Un miroir.

Partant de ce fait, votre réflexion sera complètement différente. Votre vision également. Vous avez été trompé ou trahi, demandez-vous comment cela a-t-il pu arriver ? Qu'avez-vous fait ? Qu'auriez-vous pu faire ?

Rejeter la faute sur l'autre est la réaction basique. Voyez plus loin et plus profondément.

Vous devez accepter l'idée que votre conjoint est différent de vous, qu'il a sa façon de voir et de faire qui découle de ses expériences passées et de son vécu.

Un conférencier disait : « si tu veux changer ton partenaire, change de partenaire ». Cela explique la difficulté de vouloir changer l'autre. Demandez-vous si vous êtes vous-même prêt à changer fondamentalement si l'autre vous le demande.

Il est important de comprendre que vous êtes ce que vous êtes et que votre conjoint est ce qu'il est. Et que c'est votre association qui crée le Couple. Si le couple ne va pas, ce n'est ni la faute de l'un ni celle de l'autre. C'est peut-être tout simplement votre association qui ne fonctionne pas. Il existe bien une expression qui dit : « entre lui et moi, ça ne colle pas ».

Votre communion peut durer quelques mois, jours ou années. Mais à un moment, ça peut ne plus marcher, car vos attentes ont changé (ou pas), vous avez changé (ou pas), et c'est pareil pour votre partenaire.

Il faut savoir le comprendre et l'accepter. L'essentiel dans tout type de relation (personnelle et/ou professionnelle) ou d'entreprise est de faire de son mieux. Ainsi, pas de regrets.

Je fais référence là aux Accords Toltèques.

Je pourrais continuer à en parler, mais il est important que vous cherchiez aussi par vous-même les solutions à apporter pour faire en sorte que votre couple soit un long fleuve pas forcément tranquille (sinon on s'ennuie), mais qu'il ne s'assèche jamais.

Le match de tennis

Je vais poursuivre maintenant avec la gestion du stress dans les relations que vous avez avec d'autres personnes.

Car ce qui peut effectivement causer du stress est souvent dû aux relations, aux échanges que vous avez avec vos collègues, votre conjoint, vos enfants, vos proches. Ils peuvent agir significativement sur notre bien-être en vous critiquant ou lors d'un conflit.

Comment arriver à gérer ces conflits face à ces personnes ?

J'ai une image, une métaphore très précise. J'espère que vous la comprendrez.

C'est la métaphore du match de tennis. Je m'explique.

Imaginez que vous êtes dans une situation conflictuelle avec une personne, et imaginez que vous êtes tous les deux des joueurs de tennis. Vous lui envoyez la balle, il vous la renvoie, puis vous la lui renvoyez et il fait de même. Ainsi de suite. Vous êtes donc dans un échange où chacun essaie de renvoyer la balle le plus fort possible. L'un va essayer d'être plus fort que l'autre jusqu'à ce que l'un des deux finisse par craquer.

Si vous êtes bon, c'est l'autre qui craquera, sinon, ce sera vous. Vous conviendrez que ce n'est pas une résolution de conflit idéal.

Donc, pour réussir à désamorcer ce genre de situation, il est déjà important de prendre un minimum de recul sur l'origine de ce conflit.

Pourquoi cette personne et vous, ne vous comprenez pas ? Quel est l'élément déclencheur de cette mésentente ? Pourquoi votre relation ne s'améliore-t-elle pas ?

Vous êtes comme 2 joueurs de tennis en finale de Wimbledon qui se livrent un combat acharné afin de remporter ce trophée.

Ce que je vous conseille, et comment moi, j'arrive à gérer ce genre de situation, est assez simple en réalité :

Au lieu d'être dans la force, la brutalité, dans la violence et de frapper jusqu'à l'épuisement, je vais plutôt être dans la technique, dans le toucher de balle, dans la finesse.

Plutôt que de renvoyer à la personne en face une balle avec autant de puissance que la sienne voire plus, je vais faire, comme au tennis, un amorti qui va retomber juste après le filet.

Je casse le jeu.

Ce qui surprend mon adversaire qui s'attendait à ce que je frappe à nouveau de toutes mes forces. Il se retrouve ainsi complètement défait et déstabilisé. Il ne s'y attendait pas. Il ne peut que constater sa défaite et accepte de perdre ce point.

Je prends un exemple pratique pour illustrer ce que je viens de dire.

En tant que kinésithérapeute, bien souvent, j'ai affaire à des patients ou à l'entourage familial des patients qui peuvent être oppressants et qui cherchent parfois à rentrer dans des conflits. Avec l'habitude, j'arrive à repérer cela assez vite.

Un jour, je me rends au domicile d'une patiente, comme tous les mardis et jeudis, et cette fois-ci, je suis reçu par l'aide-ménagère de la patiente qui rentre directement en conflit avec moi, me reprochant d'avoir oublié de faire une chose qui s'est révélée par la suite ne pas être importante. Bref…

Mais sans rien m'expliquer, elle se lance dans une joute verbale à mon encontre.

Comment ai-je réagi à cette situation conflictuelle ?

Ai-je eu la réaction qu'elle attendait ? À savoir, me lancer moi aussi dans un échange de paroles où l'un essaierait de renvoyer la balle à l'autre jusqu'à ce que l'un des deux ne craque.

Nullement.

Je compris qu'elle exprimait là une certaine peur, une certaine crainte. Cette crainte s'est transformée en colère, sans qu'elle-même ne s'en rende compte.

Donc, ma réaction fut la suivante.

Je lui ai simplement répondu : « très bien, je comprends ce que vous me dites. Je ne savais pas. La prochaine fois, je ferai exactement ce que vous me dites et je vous en remercie ».

La seconde qui suivit la fin de ma phrase, l'aide-ménagère qui était venue vers moi avec toute son agressivité et sa colère, devint subitement douce et avenante à la suite de ma réponse.

Elle voulait simplement être rassurée.

Nous n'avons pas été dans un échange de force, à savoir : qui céderait le premier. Échange qu'elle espérait peut-être au départ. Je me suis montré compréhensif et lui ai promis que j'essaierai de faire mieux la prochaine fois. Tout simplement.

Que pouvait-elle bien répondre à cela ??

C'est un exemple concret pour vous montrer que rien ne sert de vouloir à tout prix avoir le dernier mot en utilisant la force. C'est juste notre égo qui s'exprime à ce moment. Faites preuve d'intelligence et de compréhension. Vous en sortirez grandi.

Cette méthode est applicable dans la plupart des petits conflits que vous pouvez rencontrer au quotidien.

Faites preuve d'intelligence dans votre communication.

Il y a d'autres méthodes pour gérer les conflits. Je vous invite à vous former sur la méthode S.P.A.S.A utilisée en Programmation Neuro-Linguistique.

Formation sur cette Méthode que je découvre en ce moment en écrivant ces lignes.

Défi Bien-Être en couple

Quelles sont les 10 qualités de votre conjoint ?

q   q

q   q

q   q

q   q

q   q

Moi ....je m'engage à lui dire une de ces qualités chaque jour durant les 10 prochains jours

Astuces Règlement de Conflit :

La Méthode S.P.A.S.A

- **Situation** = je prends mon temps pour bien expliquer la situation

- **Problème** = Je résume le problème en 1 seul mot

- **Analyse** = j'utilise ma faculté d'analyse afin de prendre du recul sur la situation

- **Solutions** = J'énumère maintenant les différentes solutions que je pourrais apporter afin de régler le problème

- **Action** = je mets en place le plus vite possible les actions afin de résoudre le problème

Questions

En quoi votre famille est-elle un facteur de stress ?

____

____

____

____

Pourriez-vous améliorer certaines choses ?
Et lesquelles ?

____

____

____

____

Comment êtes-vous sûr de mettre en place ces choses
écrites dans la question juste au-dessus ?

____

____

____

____

NOTES

____

____

____

____

____

____

____

____

____

____

____

____

____

____

____

Chapitre 7

VOTRE ESPACE DE DÉTENTE

Ce qui se fait déjà

Ce chapitre est très important, car je vais vous expliquer, vous enseigner comment avoir votre propre espace de détente.

Il existe plusieurs lieux de détente :

- Les spas, jacuzzis, hammams où vous pouvez vous faire masser, vous détendre, passer un moment agréable. Si près de chez vous, vous avez la possibilité de vous y rendre, n'hésitez pas.

  L'inconvénient est qu'il est difficile de s'y rendre régulièrement. Pour une question de disponibilité, ou de moyens financiers, vous ne vous y rendrez que très occasionnellement, voire jamais, même si vous savez que cela vous ferait un très grand bien.

- Les salons de coiffure et d'esthétique sont aussi des lieux de détente où on s'occupe de vous. Je connais beaucoup de personnes qui régulièrement (1 fois par semaine ou toutes les deux semaines) y vont, afin de parler de leurs soucis et laisser une personne prendre soin d'eux.

Comme je l'ai déjà souligné, il est important de prendre soin au moins de son apparence.

- Le sport (en salle ou pas) ou la danse. Le sport est un moyen de détente où vous ferez du bien à votre corps ainsi qu'à votre esprit. Le **sport** réduit les manifestations extérieures de la dépression légère ou modérée, notamment par la libération d'**endorphines** qui provoquent plaisir et euphorie, sans risque de dépendance physique.

  Je prends l'exemple de la danse, car c'est pour moi un moment où je prends du plaisir en mettant de côté mes tracas. Je me détends et je m'amuse. C'est indispensable pour moi.

  Donc, n'hésitez pas à pratiquer un sport et/ou une danse. Apaisement assuré.

- Les plages, les rivières, la montagne. Nous avons une énorme chance en Guadeloupe. Nous avons a portée de volant la possibilité d'aller dans ces lieux de détente par excellence. La Guadeloupe regorge de lieux à découvrir avec des vues magnifiques, des paysages extraordinaires.

  Mais je constate malheureusement que bon nombre de mes patients à qui je conseille de prendre un bain de mer afin de soigner leurs maux dans le cadre de la rééducation ne le font pas, faute de temps.

En revanche, ils ne sont pas contre le fait d'aller faire de la thalassothérapie (soin grâce à l'eau de mer) à des milliers de kilomètres en « cure ». Nous ne devons pas hésiter à profiter de ce que nous avons ici sur notre île. Beaucoup d'autres endroits en sont dépourvus.

- Du fait de mon activité professionnelle, je sais que beaucoup vont chez le kinésithérapeute ou l'ostéopathe pour se détendre, pour s'entretenir, à travers des exercices de renforcement musculaire, d'étirements, de travail sur la posture, et de massages.

Les différentes techniques de massage employées par le kiné ou le masseur, permettent en effet à l'homme moderne de lutter efficacement contre le stress de la vie quotidienne.

Ils existent maintenant des lieux où il est possible, le temps d'une pause déjeuner, de se faire masser entièrement sans avoir à se déshabiller. Je parle des Bars à Sieste.

Vous pouvez vous détendre complètement sur un Fauteuil Massant qui vous donne l'impression de vous faire masser par 4 mains. Détente et relaxation assurée.

C'est justement ce concept que je développe en Guadeloupe et qui est grandement apprécié par les personnes cherchant un moyen rapide et efficace de se libérer d'une partie de leur stress.

Le massage est certainement une technique des plus simples pour la gestion du stress.

Le massage est une excellente pratique de détente et de relaxation : elle permet de relâcher les muscles, la peau, les tendons, les ligaments, etc.

Le massage prodigué par le Fauteuil Massant de ce Bar à Sieste Day's Home Détente permet de faire baisser la tension musculaire et de mieux éliminer les toxines. Il favorise également un meilleur équilibre physique et mental, avec un impact sur la qualité du sommeil et notamment, chez les personnes perturbées par le stress.

Dans ce Bar à Sieste est également proposé une séance de réflexologie plantaire.

La réflexologie plantaire réduit le stress, l'anxiété et même certaines déprimes. Pas de quoi étonner ceux pour qui un massage des pieds a des effets presque magiques pour faire oublier les soucis de la journée.

La réflexologie stimule des points réflexes situés au niveau de la voûte plantaire et des doigts de pieds, correspondant chacun à un organe ou à une glande du corps, selon une cartographie établie par la médecine traditionnelle chinoise.

Mon entreprise Day's Home Détente propose également des appareils de massage que vous pouvez avoir directement à votre domicile afin de vous faire masser tous les jours, peu importe le moment de la journée.

Rendez-vous ici : www.dayshomedetente.fr

Votre maison

Si vous voulez diminuer votre stress ou votre anxiété dans votre quotidien, il est important de faire une chose qui vous semblera sans doute évidente, mais il est important de le rappeler : c'est l'entretien de votre domicile.

Le simple fait d'avoir une maison propre, une maison claire sans gros meubles à l'utilité contestable, une pièce de vie agréable et bien rangée améliorera sensiblement votre quotidien.

Après une grosse journée de travail, de pression, de stress, vous serez ravi de rentrer chez vous et de retrouver votre domicile dans un parfait état.

Hormis votre lieu de travail, l'endroit où vous passez le plus de temps, en principe, est votre domicile. Donc, si votre « chez vous » n'est pas bien rangé et que vous n'appréciez pas y être, cela créera en vous de la colère, du stress, ainsi qu'un mal-être.

Alors que si votre maison est ordonnée, vous vous sentirez bien mieux, n'est-ce pas ?

Je prends mon exemple personnel. Quand j'ai fait l'acquisition de mon appartement, une chose ne me plaisait pas : la cuisine.

J'ai donc décidé de refaire la cuisine, même si celle qui était là était tout à fait fonctionnelle. Mais c'était une petite pièce fermée d'environ 8m², avec une lumière jaune, pas très agréable.

Je me suis dit que pour être bien chez moi, la cuisine ne me plaisant pas, il allait falloir que je fasse les rénovations nécessaires. J'ai alors fait une cuisine moderne, ouverte, avec des LED au plafond, de couleur gris anthracite et blanc avec des éléments décoratifs rouges. TOP !!!

Rien que le fait d'avoir une cuisine à mon goût donne un joli cachet à l'appartement tout entier. Ce qui fait qu'à chaque fois que je rentre chez moi, je me sens bien.

J'ai aussi repeint le salon et fait une déco moderne et zen. Tel que je le voulais. Tous ces éléments de décoration (zen, épuré, avec de la verdure et des citations zen), les meubles choisis (plutôt clairs et non imposants) et leur positionnement dans l'appartement ont été faits pour que je m'y sente bien, peu importe comment s'est passée ma journée. Aussitôt chez moi, je me sens apaisé.

« Une maison bien rangée, un esprit apaisé », « une maison en désordre, les idées en discordent »

J'avoue que je prends un certain plaisir à l'entretenir et à la nettoyer, et voir ainsi comment elle est agréable.

Je suis sûr que cela vous fait vraiment plaisir quand on vous complimente sur la beauté de votre maison. Votre niveau de stress chute. Cela est valable pour tous types de compliments.

L'investissement en termes de temps et d'argent que vous avez consenti à faire pour votre domicile est ainsi récompensé par ces compliments et par le bien-être qu'il vous procure.

Il est donc important d'entretenir sa maison et d'en faire son havre de paix.

Questions

- Votre domicile vous apaise-t-il ?

  q Oui   q non

- Que voudriez-vous améliorer dans votre domicile ?

  Décoration Agencement Avoir votre coin détente.

- Qu'est-ce qui vous empêche de le faire ?

    q   q

    q   q

    q   q

- Si vous avez besoin d'aide, Contactez-moi par mail : contact@dayshomedetente.fr

Créez votre espace

Je vais maintenant vous parler d'un espace que j'ai à mon domicile.

C'est un endroit que j'ai dédié complètement à la détente et que je vous conseille de faire.

J'ai dédié une pièce de mon appartement pour créer mon espace de détente où chaque fois que moi, ma compagne, un ami ou un membre de ma famille ressent l'envie de se détendre, ce soit possible.

De quoi est-il composé ?

Dans une pièce de la surface d'une chambre, j'y ai mis un fauteuil massant haut de gamme. Installé dans ce fauteuil où mes jambes, mon dos, mes bras sont massés, je me sens comme sur un nuage. De ma tête à mes orteils, aucune partie de mon corps n'est épargnée. Je peux y passer juste 15 minutes ou y rester 2-3 heures. Je m'y endors parfois. Car c'est un fauteuil où mon corps est parfaitement détendu et sur lequel je peux m'allonger complètement.

On a vraiment l'impression que ce sont de vraies mains qui s'occupent de vous. J'en fais profiter tous mes amis et famille dès qu'ils en ressentent le besoin et le verdict est unanime : bien être exceptionnel.

Mais dans mon espace de détente, il n'y a pas que le fauteuil. Toute la déco de cette pièce est dans un esprit de Relaxation, Zen. Une fontaine à eau, une musique apaisante, quelques citations inspirantes aux murs, et un diffuseur d'huiles essentielles me permettent de rentrer dans une bulle de Bien-Être. Accompagné d'un livre ou pas, j'ai créé cet endroit pour relâcher la pression extérieure et je me retrouve avec moi- même. Je laisse mon fauteuil s'occuper de toutes les tensions musculaires accumulées durant la journée ou la semaine. Mes douleurs au dos ou aux jambes sont efficacement traitées par les différentes techniques de massage que mon ÉVASION 3D propose.

Il m'arrive d'accompagner mon moment de détente avec une infusion en gelée à l'Aloe Vera et au citron de Corée. Rien de mieux pour se sentir mieux.

Bref, c'est un investissement que je ne regrette pas du tout et que je conseille à tous de faire. Car si vous n'investissez pas sur votre bien être et votre santé, personne ne le fera à votre place. Soyez-en assuré.

Vous n'êtes pas obligé d'avoir un fauteuil, mais ayez votre propre espace de détente, de bien être, de relaxation, qui vous permettra de relâcher tout votre stress. Je pense qu'à l'heure actuelle où l'on vit dans un monde à 100 à l'heure, il est indispensable de pouvoir décompresser à un moment de la journée. Que ce soit dans une pièce dédiée, dans son salon, sa chambre ou dans un bar à sieste, il faut le faire.

Vous pourrez en profiter tous les jours, quelle que soit l'heure, et en faire profiter aussi votre entourage.

Si vous n'avez pas l'envie ou les moyens d'investir sur un fauteuil massant, il existe d'autres types d'appareils de massage comme les coussins Massants, les appareils de réflexologie plantaire ou des masques oculaires Massants, permettant de traiter les maux de tête, stress, insomnies...

Vous n'avez plus d'excuses pour aller mieux.

*Pour plus d'informations, allez sur www.days homedetente.fr

Ton espace, ton moment, ta vie

Si vous suivez mes conseils, vous avez maintenant réussi à créer votre endroit, votre espace. Vous avez réussi à avoir votre moment dans toute cette journée où vous pouvez vous détendre complètement, où vous vous libérez des tensions, du stress accumulé. Vous avez créé votre espace où votre esprit peut enfin s'apaiser.

Grâce à votre fauteuil massant, à vos appareils de massage, à votre déco zen, votre musique relaxante, vous pouvez tous les jours, ne serait-ce que 15-20 minutes, avoir ce moment de détente et de relaxation qui vous procure tant de bien.

Votre maison est à votre image, bien ordonnée, claire, elle vous plaît. Dès que vous rentrez chez vous, vous êtes tout de suite dans une quiétude. Vous avez réussi à vous créer votre routine bien-être entre alimentation, exercices physiques, loisirs et détente.

Vous arrivez à mieux gérer vos émotions négatives en anticipant ces moments de stress qui peuvent survenir au travail, à votre domicile ou qui sont liés à l'argent.

Vous pouvez maintenant vous vanter d'être plus détendu ou du moins, que vous tendez vers une situation de détente, de relaxation, de mieux-être. Vous faites du sport régulièrement, vous vous êtes inscrit à une activité extra-professionnelle (danse, yoga, théâtre…) qui vous permet de vous libérer, vous prenez ce temps pour vous (et pour personne d'autre).

Vous arrivez à libérer aussi plus de temps pour votre famille et d'avoir des moments de qualité avec elle.

Vous donnez le meilleur de vous à votre travail, peu importe ce qu'on peut vous dire. Vous arrivez à prendre du recul et ne pas prendre les remarques personnellement. Vous avez compris que **l'on peut critiquer ce que vous faites, mais pas ce que vous êtes.**

(Vous maîtrisez à merveille l'art de l'amorti.)

Si vous avez mis en place une partie de ce que je vous ai conseillé, il y a de fortes chances qu'à l'heure actuelle, vous soyez beaucoup plus détendu, relaxé. Vous anticipez mieux, vos relations avec votre entourage s'améliorent.

Peu de choses maintenant agissent négativement sur vous, et même si c'est encore le cas, vous êtes capable d'analyser les causes pour qu'à l'avenir, vous puissiez gérer tout cela.

Tu gères ton stress, tu gères ta vie (ou vice-versa)

Vous êtes dans une phase où vous évoluez, vous lisez des livres, vous vous formez sur la communication ou l'intelligence émotionnelle notamment. Vous vous intéressez au développement personnel, car vous savez que par ce moyen, vous apprendrez beaucoup sur vous et sur les autres.

Vous regardez moins voire pas du tout la télé où les médias de manière générale qui faisaient naître chez vous des émotions négatives. Vous vous faites votre propre idée, votre propre esprit critique sur différents évènements. Vous êtes encore plus sceptique (dans le bon sens). Vous prenez vraiment conscience de tout ce qui vous entoure, du monde qui vous entoure et de la société dans laquelle vous évoluez.

Vous ne subissez plus, vous savez et agissez en conséquence.

Vous savez à quel point la vie peut être belle et vous savez comment en profiter.

Plus vous prendrez conscience du monde qui vous entoure, mieux vous évoluerez et vous serez encore plus détendu.

Questions

- Qu'aimeriez-vous ajouter à votre quotidien pour diminuer votre stress ?

  q Massage   q Sport   q Loisirs
  q Votre propre Espace de Détente

  Day's Home Détente peut vous aider à faire de votre domicile un véritable Spa.

  Contactez-moi par mail :
  contact@dayshomedetente.fr

Questions

En quoi serait-ce important pour vous d'avoir votre propre espace de détente ?

____

____

____

____

Pourriez-vous améliorer certaines choses dès demain dans votre quotidien ? Et lesquelles ?

____

____

____

____

Comment êtes-vous sûr de mettre en place ces choses écrites dans la question juste au-dessus ?

____

____

____

____

NOTES

Chapitre 8

ME, MYSELF AND I

Aider les autres.

Aider les gens. Cela peut vous paraître simple, voire évident. Mais je ne pouvais pas ne pas le dire.

Aider les gens est peut-être bien la meilleure façon de se sentir bien, ou au moins, de se sentir mieux. Développer son altruisme, sa solidarité, sa générosité. Aider votre famille, aider vos amis, aider des personnes autour de vous, cela fera naître en vous en sentiment de bien-être.

Rendre service, donner à l'autre, même si vous vous dites qu'en principe vous ne le feriez pas, fera assurément de vous une meilleure personne, et ainsi, votre estime de vous ne pourra qu'augmenter. Tout ce qui n'est pas donné est perdu. Peut-être pas tout de suite, mais sur le long terme. N'attendez pas un retour immédiat. Les choses viendront à vous naturellement. En aidant les gens, vous vous aidez vous-même. On ne donne jamais pour rien. Il y a toujours un retour, aussi minime soit-il.

Je fais en sorte d'aider comme je peux, selon mes possibilités, les gens autour de moi. La gratitude que ces personnes peuvent vous témoigner immédiatement ou par la suite est une manière de se sentir bien. Même si ce n'est pas tout de suite, tôt ou tard ce retour arrive.

Histoire. J'ai récemment demandé à un artisan de venir poser un climatiseur à mon domicile. L'achat du matériel a coûté 129€ et il m'a dit que sa main d'œuvre était de 40€, soit 169€ au total.

Ayant 200€ en ma possession, je les lui donne entièrement en lui disant que si on a à retravailler ensemble, on s'arrangera par la suite. En réalité, je n'étais absolument pas sûr que nous allions retravailler ensemble.

Il ne me fallut que très peu de temps pour que cet argent ne me revienne.

Je me rends à une conférence que donne un grand auteur international, quelques jours après. À la fin de celle-ci, il y avait un prix à gagner d'une valeur de 2 000€ à la suite d'un tirage au sort. Malheureusement, je ne suis pas sélectionné et repars bredouille. C'est une autre personne qui reçut ce prix. « La faute à pas de chance », me dis-je à ce moment-là.

Me rendant à mon véhicule, une personne que je connaissais à peine me rattrape pour me parler. Elle me dit que pour l'instant, elle ne voit pas l'utilité de ce prix pour elle, mais qu'elle a été touchée par mon enthousiasme et que je saurais mieux en profiter qu'elle. Elle décide donc de m'offrir ce prix d'une valeur de 2 000€.

Cela peut être vu comme une simple coïncidence, un heureux hasard. Mais je ne le vois pas ainsi. Je me dis que c'est en ayant été généreux avec l'artisan, plus tôt dans la semaine, qu'à ce moment-là, un homme que je connaissais à peine me choisit pour me faire cadeau de ce prix. Pour moi, c'est un lien direct de cause à effet.

Faites-le bien, soyez généreux et l'univers vous le rendra. ASSURÉMENT !!!!

Cela peut paraître égoïste d'une certaine manière, être généreux pour avoir quelque chose en retour. Mais n'est-ce pas une bonne manière d'être égoïste ??!!

Faites preuve de générosité. Plus vous le serez, plus votre estime de vous sera grande et vous vous sentirez mieux. …

Le développement personnel

Nous allons maintenant aborder le sujet du développement personnel. Pour moi, cela est une chose très importante dans ma vie, car elle me permet d'avoir une autre vision des choses, d'être plus conscient de ce qui m'entoure.

Des effets positifs ou négatifs que peut avoir ma façon de vivre, ma façon de faire. D'atteindre un autre niveau intellectuel et d'intelligence. Le développement personnel m'a poussé à faire des choses que je ne pensais pas possible, exemple : écrire ce livre.

Il vous permet d'augmenter votre confiance en soi, de faire une vraie introspection de ce que vous voulez vraiment, de ce dont vous avez envie, ce à quoi vous inspirez.

Savez-vous réellement ce dont vous avez besoin ou envie ? Quel est votre but ? Ce but est-il précis dans votre esprit ? Certains matins, vous sentez-vous capable de faire autre chose, de faire différemment dans votre vie ou d'aller plus loin dans ce que vous entreprenez ? Vous dites-vous que vous avez atteint un certain niveau dans votre évolution personnelle, mais vous voulez continuer à progresser ?

Le fait de se tourner vers le développement personnel vous permet, entre autres, de révéler vos capacités. De briser ces barrières mentales que la société ou vous-même avez installées dans votre esprit. De remplacer vos croyances limitantes par des croyances motivantes.

Beaucoup de personnes ne savent pas quoi faire, où aller, ont des craintes profondes, justifiées ou pas.

Cette peur est le frein le plus important que vous vous imposez. La peur a détruit tellement de rêves et de belles histoires. Demandez-vous quelles sont vos peurs qui vous empêchent d'avancer.

C'est une question que tout un chacun devrait se poser. Cette réflexion peut prendre quelques jours, quelques mois, voire des années avant de trouver la ou les réponses. Mais une fois que vous savez ce que vous voulez et ce pour quoi vous êtes fait, naîtra en vous une certaine quiétude. Vous saurez exactement ce que vous êtes et où vous voulez aller. Vous serez aligné avec vos certitudes et vos valeurs.

Vous saurez comment agir face aux gens. Vous verrez les choses de la vie autrement. En paix.

Qu'on ne se mente pas, nous aspirons tous à être riches (financièrement et spirituellement). Par riche financièrement, j'entends par là que nous ne voulons pas avoir de problèmes d'argent et nous voulons être capable d'offrir et de nous offrir ce que nous voulons.

Mais qu'est-ce qui vous empêche de le devenir ? En réalité : rien.

C'est une chose simple à faire, mais pas facile. Il suffit de changer. Changer votre façon de voir, votre façon de faire. De mettre des choses en place qui vous apporteront richesse et prospérité.

Je vous ai bien dit que c'était simple… mais pas facile.

Le développement personnel vous permet entre autres de répondre à toutes les questions que vous vous posez. Non pas que les réponses vous soient données spontanément. Le développement personnel vous pousse à la réflexion et vous aide à trouver les réponses qui sont en vous.

Je vous conseille donc de vous former sur le développement personnel. C'est pour moi une chose indispensable que chaque personne devrait faire et le plus tôt possible.

Personnellement, au départ, je n'étais pas forcément séduit par l'idée. Je ne voyais pas l'utilité et je pensais déjà connaître pas mal de choses. J'ignorais même le terme « développement personnel ». C'est dire…

Et c'est en voulant me moquer de ma fiancée de l'époque (je suis un brin taquin) que je me suis mis à lire un livre qui s'intitulait « Les Secrets d'un Esprit Millionnaire » de T. HARV ECKER.

Quel titre accrocheur n'est-ce pas ??!!!

En cherchant de quoi me moquer de ma fiancée, je fus séduit par ce que le livre racontait. Non pas qu'il donnait des trucs et astuces pour devenir millionnaire juste en lisant ce livre, mais il parlait plus de l'esprit que l'on doit avoir afin d'évoluer positivement dans sa vie et de ne plus se laisser envahir et dominer par la peur.

Ce fut vraiment inspirant, et j'eus même l'impression qu'une autre partie de mon cerveau se mit à fonctionner. Depuis, j'enchaîne les ouvrages sur le sujet.

En voulant me moquer de ma fiancée, je mis le pied dans un tout nouveau monde qui a fait de moi une autre personne aujourd'hui. Je remercie donc ma taquinerie et ma fiancée de l'époque.

Je peux donc aujourd'hui mieux me comprendre, comprendre les gens qui m'entourent et mieux gérer les situations stressantes.

Exprimez votre créativité

Il est important pour réussir à se détendre, d'exprimer sa créativité.

N'hésitez pas à écrire des textes (poésies, romans…) de votre propre inspiration. Laisser libre cours à votre imagination à travers l'écriture vous permettra d'extérioriser vos sentiments et émotions.

Votre créativité peut aussi s'exprimer à travers votre corps. En dansant, en inventant des pas de danse, vous libérez les tensions et le stress accumulé dans vos muscles. C'est un moyen d'expression non seulement physique, mais aussi (et surtout) mental.

Trouvez des moyens de libération en exprimant votre créativité par différents biais. Faites du dessin, faites des travaux manuels. Jouez d'un instrument de musique ne peut vous faire que du bien.

J'ai une amie qui joue d'un instrument de musique, le piano. Elle me dit que quand elle en joue et qu'elle commence à composer ce qui lui passe par l'esprit, cela lui permet de se détendre complètement, d'oublier ses tracas du quotidien. Elle ne sait pas exactement ce qu'elle fait, mais l'essentiel pour elle est de s'amuser et de faire quelque chose qui lui permet de s'évader.

D'autres préfèrent écrire sur le sujet qui les intéresse, sans autre intérêt que se faire du bien.

Ce que je faisais personnellement étant jeune, quand à l'école le cours ne m'intéressait pas, avec mes amis, nous parodions des chansons. C'était un moyen comme un autre de s'évader et de s'amuser.

En termes de loisir créatif, les options sont grandes. S'occuper de la décoration de son intérieur peut être l'une d'entre elles. Comme j'ai déjà pu le dire, avoir un intérieur qui nous ressemble et dans lequel on se sent bien est un bon moyen d'augmenter son bien-être. Cela peut aussi tout simplement passer par sa façon de s'habiller, par la création de bijoux fantaisie (activité à la mode), etc…

Pour les plus grands artistes de ce monde, l'expression de leur créativité à travers leur art est pour eux un exutoire, dans le but de libérer leurs mauvaises pensées, leur ressenti et ressentiment des faits qui les entourent.

Rien ne vous empêche de le faire vous aussi, à votre niveau. Vous n'avez rien besoin de plus qu'un stylo, d'un crayon et d'une feuille.

Libérez votre parole, libérez vos émotions, ne serait-ce que pour vous-même.

Vous avez assurément des choses que vous n'osez pas dire ou exprimer et que vous préférez refouler à l'intérieur de vous. Sans doute par peur de blesser la personne en face de vous (conjoint, proche), ou parce que cela serait très mal vu (au travail).

Afin de ne pas tout garder à l'intérieur de vous et que cela ne vous ronge l'esprit, prenez une feuille et exprimez-vous librement. Dites ce qui vous passe par la tête, exprimez votre colère, votre peine, votre dégoût. Il faut vous libérer de tout cela.

Et si c'est de la joie, de l'amour, de la paix, pourquoi ne pas l'écrire aussi ?!!

Me concernant, mon moyen d'expression préféré est la danse. Particulièrement la salsa cubaine.

Quand j'écoute cette musique, je laisse mon corps s'exprimer : je le laisse répondre aux instruments. Ma part de folie, de colère et d'amour ressort à ce moment à travers mes pieds, mes bras, mes mimiques, bref, mon corps tout entier. Mes professeurs de danse s'étonnaient (positivement) de ma façon de danser, car ce n'était pas du tout scolaire, alors que je ne dansais la salsa que depuis peu.

Mais je me moquais en réalité de ce que les gens autour pouvaient penser. Je vis ma danse, je vis mon moment. Je ne m'intéresse qu'au bien que cela peut me procurer, rien d'autre.

Je sais que s'il y a des choses qui me tracassent, qui me stressent, je me dois d'aller danser afin de me libérer. Ainsi, après, je me sentirai bien mieux.

Même si nous sommes d'accord que ce n'est pas le remède miracle qui vous fera oublier tous vos soucis. Mais cela peut y contribuer.

À vous de jouer maintenant. Exprimez-vous !!!!!

L'influence des médias

Je vais aborder dans ce sous-chapitre le premier vecteur de stress de cette société.

De ce que j'ai pu constater et que je constate jusqu'à maintenant, pour moi, les médias ont une grande influence sur notre stress au quotidien.

Que ce soit télévision, presse écrite, radio ou réseaux sociaux, ils génèrent un stress important pour la population friande de ce genre de médias.

Les médias en général n'ont pour moi qu'un seul but : vous vendre quelque chose.

Et dans la société actuelle, s'il y a une chose qui fait vendre, c'est la peur.

L'exemple est facile à prendre. Si en gros titre d'un journal télé ou papier, il est écrit : « Mr X a tué Mme Y » ou « augmentation du chômage » ou « meurtre », etc. des choses tristes en général, cela va malheureusement nous intéresser. C'est étrange, mais c'est ainsi.

Les gens sont intéressés par des choses qui les rendent tristes ou qui les choquent.

Si au contraire, les nouvelles parlent de sujets qui ne sont pas graves et que tout va bien dans le meilleur des mondes, malheureusement, cela devient tout de suite moins intéressant. Triste réalité.

Donc, la première chose que je conseille est de commencer par éteindre sa télé. Cela peut sembler radical, mais c'est primordial.

Que ce soit au journal TV de 19h ou de 20h, les images diffusées devraient parfois être interdites aux moins de 10 ans. Il s'agit parfois d'images de guerres où on voit des personnes s'entretuer, des cadavres à même le sol, des personnes mourant de faim, etc.

Il n'est pas question de vouloir occulter le fait que le monde va mal, faire comme si la misère n'existait pas, mais la question qu'il faudrait vous poser est de savoir si en regardant ce genre de programmes « d'information » ou de « désinformations » voire de « surinformations », vous vous sentirez mieux ou pas.

Comment vous sentez-vous, une fois que vous avez fini de regarder ce genre d'émissions ?

Après avoir été « informé » sur les grèves, le chômage, les meurtres et les catastrophes à travers le monde, dans quel état d'esprit êtes-vous ?

Quelles grandes décisions importantes pour votre bien-être, décidez-vous de prendre ?

Ayez conscience de ce que vous faites et comment vous vous sentez quand vous avez regardé la télé.

Vous qui cherchez à être bien, demandez-vous si en absorbant ces mauvaises informations, vous vous sentirez mieux.

Il existe des chaînes de télé d'informations qui passent en boucle des « mauvaises » actualités, et ce, 24h/24, 7 jours/7. J'appelle cela du gavage.

Elle entraîne même parfois de mauvais comportements chez les plus jeunes, comme chez les plus vieux.

Comme dirait un célèbre groupe de rap français IAM concernant les meurtres, la violence, ce qui ne va pas, « …en parler au journal, tous les soirs, ça devient banal… …s'imprime dans la rétine comme situation normale… ».

Ou encore concernant l'influence des médias télévisés sur les enfants : « … si petit frère veut faire parler de lui, il réitère ce qu'il a vu avant huit heures et demie… »

Je pense que la meilleure information est celle qu'on va chercher, pas celle qui nous est servie par la télévision.

Les réseaux sociaux, n'ont pas meilleure presse à mes yeux.

Bien souvent, les gens vont partager une vie qu'ils n'ont pas, en réalité. Ils vous montreront toujours leurs

« meilleurs moments », qu'ils ont fait tel ou tel voyage, qu'ils vivent une vie extraordinaire.

Cela peut avoir une influence négative sur vous, en vous faisant penser que votre vie est plate et sans relief. Vous vous dites que vous auriez aimé vivre cette vie. Au lieu de ça, vous êtes bloqué chez vous.

Demandez-vous si cela vous fait du bien de voir la vie des autres.

Une vie forcément embellie, parfois même fausse. Si oui, tant mieux. Sinon, arrêtez de regarder ces personnes qui en réalité, ont les mêmes problèmes que vous, mais qui décident de montrer uniquement la meilleure partie. Ces sourires de façade peuvent cacher beaucoup de tristesse.

Ne soyez pas dupe, ce qui est montré sur les réseaux sociaux ne représente qu'une petite partie de la vraie vie. Personne n'a idée de montrer ces moments de grosses difficultés, ou de vraie peine, sur les réseaux. Cela se comprend, en même temps.

En somme, faites en sorte que vos choix en termes de programmes télé, radio, internet, presse écrite, réseaux sociaux, soient toujours orientés vers votre bien-être ou l'acquisition de connaissances. Tout le reste n'a aucun intérêt pour vous.

Cela fait maintenant plusieurs mois que je ne regarde plus le journal TV, et quand je regarde la télé, ce sont des programmes bien spécifiques, soit de divertissement (pour mon bien être), soit de connaissances (ARTE, notamment). J'ai banni les chaînes dites d'informations. Et je dois vous avouer que je ne me sens pas moins bien. Au contraire, je me sens mieux.

Même chose pour les réseaux sociaux que je ne consulte que pour mon divertissement. Je n'ai que faire de la vie des autres.

J'achète des magazines pour apprendre des choses (sur l'immobilier, la finance, le développement personnel, l'entrepreneuriat, l'histoire) ou me divertir (le football). Sinon, cela ne m'intéresse pas de savoir qui a été tué ou que le chômage et la violence ont augmenté.

Encore une fois, ceci n'est que mon point de vue et mon analyse sur tout ce qui nous entoure et tout ce qui peut avoir une influence sur notre bien-être.

Je vous fais confiance pour mettre en place des comportements qui amélioreront votre quotidien.

Prenez soin de chez vous

Donc, il existe différents endroits où vous pouvez vous rendre pour vous sentir mieux (spa, yoga, danse, plage…)

Mais s'il y a un endroit où vous devriez vous sentir comme chez vous, c'est bien chez vous.

Donc la première chose que vous devriez faire, c'est vous sentir bien à votre domicile.

Moi, j'habite en appartement et je me sens très bien chez moi, car j'ai fait exactement la décoration qui me plaît. Dès que je rentre, je me sens bien.

J'y ai mis des plantes, de jolis tableaux, des couleurs que j'aime. Vous pouvez regarder sur internet afin de savoir les couleurs qui apaisent. Créez-vous votre endroit de détente avec une température agréable.

Je prends l'exemple de la Guadeloupe. Il fait très chaud tout au long de l'année. Il est donc important de ventiler au maximum son logement et qu'il y ait un maximum de luminosité.

Une maison où il fait sombre même en pleine journée n'est pas des plus agréables. Disposez votre salon, votre salle à manger, votre cuisine afin qu'il reçoive un maximum de lumière.

Le choix de meubles imposants et sombres n'est pas des plus optimaux. Meubles embarrassants = mauvaise solution.

S'il fait sombre, chaud, avec de gros meubles et que tout est en désordre, je doute que vous vous y sentiez bien.

Au contraire, si votre décoration est faite avec des couleurs plutôt claires, que vous jouissez d'une bonne luminosité et d'une bonne ventilation, quand vous rentrerez chez vous, vous serez heureux et apaisé.

Un beau tableau ne coûte pas grand-chose en grande surface, des plantes donnent de la vie à votre intérieur. J'ai choisi pour ma part, même si ce choix est critiqué et critiquable, de mettre surtout des plantes artificielles, car je n'ai pas spécialement la main verte et l'entretien des plantes ne me passionne pas plus que ça. Des plantes naturelles seraient plus une contrainte qu'autre chose, et ce que je recherche c'est la simplicité.

Mais si vous aimez vous occuper des plantes, les plantes naturelles sont sans doute un meilleur choix.

L'essentiel est de mettre de la verdure.

Travaillez la décoration de votre domicile, cela peut grandement agir positivement sur votre état de détente.

Si vous avez une terrasse, aménagez-la de telle sorte qu'elle soit agréable. Que si vous voulez lire un livre ou faire une tout autre activité, que cela soit possible.

Prenez soin de chez vous, car c'est votre endroit principal de détente. Quitte à investir dans l'achat de meubles, d'objets de décoration ou dans des prestations de décorateur d'intérieur, ceci est pour votre bien être. Celui-ci a-t-il un prix ?...

Relaxation, visualisation

Dans cette partie du livre, je vous partage deux méthodes de mieux-être très efficace me concernant, et qui devraient vous être utiles.

Premièrement, la relaxation. Vous pouvez la pratique à n'importe quel moment de la journée.

Je l'utilise avant d'aller me coucher. Elle me permet de m'endormir en quelques instants, sans aucune difficulté. Donc si vous avez des problèmes de sommeil, je vous invite donc à pratiquer ce petit rituel Bien-être avant le coucher.

Choisissez un endroit calme où personne ne puisse vous déranger. Allongez-vous sur le dos et mettez un coussin sous votre tête.

Fermez les yeux pour tourner votre regard vers l'intérieur. Détendez-vous le plus possible, et prenez conscience des points de contact de votre corps avec le support (dos, tête, mains…).

1/ Bouche fermée, inspirez par le nez en gonflant le ventre.

L'air pénètre dans vos poumons, puis votre diaphragme s'abaisse pour laisser à la cage thoracique la place de s'ouvrir au maximum. Ne forcez rien.

Ne gonflez pas la poitrine en inspirant. La respiration doit être naturelle. Mettez votre main sur votre ventre pour vous assurer que votre ventre se soulève bien.

2/ Bouche fermée, gardez l'air pendant quelques secondes

3 à 10 secondes suffisent. Avec la pratique, vous arriverez progressivement à augmenter cette durée et éprouver davantage de plaisir à le faire.

3/ Expirez par la bouche en rentrant le ventre

Videz l'air qu'il contient. Lorsque vos poumons sont pleins, vos muscles abdominaux poussent votre diaphragme vers le haut, l'air est alors expulsé. Il doit sortir tout seul, comme un ballon de baudruche qui se dégonfle.

4/ Bouche fermée, restez les poumons vides pendant quelques secondes

3 à 10 secondes suffisent. Avec la pratique, vous arriverez progressivement à augmenter cette durée et éprouver davantage de plaisir à le faire. Attendez calmement d'avoir envie d'inspirer.

Je pratique, combinée avec la respiration abdominale, une autre méthode de bien-être contre le stress : la visualisation. Je l'utilise non seulement pour me sentir mieux, mais aussi dans le cadre de mon business afin de visualiser et ressentir physiquement et émotionnellement l'atteinte de mes objectifs.

Voici en quoi cela consiste :

Concentrez-vous sur vos pieds et ressentez-les. Imaginez que vous sentez chaque orteil… le gros orteil jusqu'au petit.

Imaginez la base de vos pieds et visualisez des racines qui poussent lentement par vos plantes de pied et qui descendent dans la terre, de plus en plus profondément.

Enraciné dans le sol, vous vous sentez stable, inébranlable comme un chêne centenaire.

Gardez ce sentiment de sécurité pendant quelques minutes.

Une fois que cette sensation d'enracinement est forte, visualisez un **nuage de lumière**, au-dessus de vous.

Un rayon traverse le nuage pour atteindre le sommet de votre tête. Des filaments de lumière blanche descendent le long de votre corps, de vos jambes pour ressortir par vos orteils. Suivez ce trajet lentement.

Répétez cette image plusieurs fois, 4 à 5 fois, jusqu'à ce que vous vous sentiez libre de toute **pensée négative**.

Pour terminer, imaginez-vous, debout sous une cascade, gorgée de lumière. L'eau coule sur chaque partie de votre corps. Sentez-la vous traverser de la tête aux pieds, en passant par les bras et les mains. Cette eau qui coule sur vous, vous apaise et vous entraîne dans un sentiment de calme, de plénitude profonde.

Ouvrez votre bouche, goûtez cette eau pure. Laissez-la couler et vous rafraîchir. Écoutez-la couler sur le sol. Écoutez sa musique, le son qu'elle fait lorsqu'elle tombe sur vous…

Après quelques minutes, ouvrez les yeux lentement. C'est terminé.

Ces deux méthodes sont très efficaces si vous les faites régulièrement.

Donc, n'hésitez pas à les utiliser.

Source :

https://www.widoobiz.com/2013/03/29/stress-adoptez-la-methode-de-la-visualisation-pour-vous-relaxer/

https://www.bychouchouetloulou.com/respiration-abdominale-voici-la-technique-de-relaxation-en-4-etapes/

Sports et Stress

Qu'est-ce qu'un bon antistress ? Le sport.

Une activité physique telle la natation ou la marche, une activité qui vous permet de vous dépenser physiquement.

Trouvez-en une proche de chez vous, facile d'accès. En tant que kinésithérapeute, je conseille à tout le monde de faire du sport régulièrement. La réponse que je rencontre souvent est un manque de temps. Qu'après une journée de travail, les gens sont fatigués et préfèrent aller se reposer chez eux !

Je leur réponds que le temps, si on le veut vraiment, on le trouve. Tout est une question d'organisation.

Au lieu de passer 1h devant la télé, il serait assurément plus utile de faire 30 minutes de sport. Cela sera bon non seulement pour votre corps, mais aussi pour votre esprit. Vous aurez en plus la fierté d'avoir pris soin de vous. Vous aurez une satisfaction personnelle de vous être fait du bien en vous occupant de votre corps.

Après une activité physique plus ou moins soutenue, le corps sécrète une hormone de plaisir appelée endorphine. Apparaît en vous une sensation d'apaisement, de relaxation. Vous vous sentez donc bien après votre séance de sport, malgré la fatigue.

Et contrairement à ce qu'on pense, le sport ne prend pas de l'énergie, il en donne. Le travail prend de l'énergie, et le sport en donne. Plus vous allez faire une activité physique de manière régulière, plus votre corps aura la capacité de faire des choses que vous ne vous sentiez pas capable de faire en temps normal.

Au départ, cela sera sans doute pénible. Il faut un temps d'adaptation. C'est comme pour toutes les nouvelles pratiques. Il faut quelques semaines pour trouver son rythme de croisière et finir par y prendre même du plaisir.

Tout nouvel apprentissage ou nouvelle habitude passe par ces trois étapes :

- Vinaigre,

- Vin

- puis Miel.

Je m'explique : au départ, la nouvelle habitude que vous prendrez sera dure, comme boire du Vinaigre.

Avec le temps et la persévérance, ce vinaigre deviendra du vin, il aura meilleur goût.

Et enfin, après plusieurs semaines sans abandonner, il deviendra du miel. Vous prendrez plaisir à faire du sport.

Quand j'ai voulu me remettre au sport, je suis passé par ces étapes. Aller courir tous les soirs n'était pas facile. Et bien des fois, je n'ai pas voulu y aller. Mais je me forçais. Le sport avait le goût de vinaigre.

Après une ou deux semaines, voyant les progrès que je faisais, le goût du Vin a commencé à se faire sentir.

Enfin après un bon mois, je ressentais le besoin d'aller courir, c'était devenu du miel.

Même chose quand j'ai voulu changer mon alimentation en prenant des substituts alimentaires. Une boisson protéinée de 300ml à prendre le matin et le soir à la place d'un bon repas appétissant. Pas simple.

Du vinaigre les premiers jours, puis du Vin et enfin, du Miel après quelques semaines.

Par conséquent, si c'est dur au début de vous mettre au sport, n'abandonnez pas. Persistez jusqu'à ce que ça devienne du miel.

Si vous pouvez en faire avec votre conjoint, un ami ou un groupe, cela peut encore plus vous motiver, mais n'oubliez pas que si vous le faites, c'est uniquement pour vous. Pas pour votre conjoint ou un ami.

Car souvent, j'entends l'excuse : « je devais aller avec ma voisine, mais elle ne pouvait pas ». Ce à quoi je réponds : « vous n'avez pas à attendre et compter sur la présence de votre ami. Si elle vient avec vous, tant mieux. Sinon, tant pis. C'est vous qui en avez besoin, donc même si vous êtes seul, vous devez y aller ».

On n'a pas forcément besoin de sortir de chez soi. Une serviette au sol et vous pouvez faire des abdos, travailler les fessiers, les muscles dorsaux, vous renforcer les différents muscles du corps. YouTube foisonne des personnes qui montrent comment faire du sport en restant chez soi, qu'il fasse beau ou pas. Tout est une question de motivation.

Ne confondez pas non plus, faire du shopping et faire du sport, faire le ménage et faire du sport. On fait du sport en tenue de sport. D'accord mesdames ??....

Pas de Fausses Excuses !!!

Votre corps et votre esprit vous en seront reconnaissants. Cela diminuera votre stress en vous permettant de libérer votre esprit des tracas de la journée.

Confiance en soi

- 10 qualités vous concernant

q   q

q   q

q   q

q   q

q   q

Engagements

- Moi ……………., je m'engage à prendre soin de mon apparence.

- Moi …………….., je m'engage à faire du sport régulièrement …. Fois par semaine

- Moi………………… , je m'engage à prendre au moins 15 minutes par jour où je ne m'occupe que de mon Bien Être.

Quels sont vos 5 plus gros problèmes dans votre vie ?

1.

2.

3.

4.

5.

Pour chacun des problèmes, trouver 2 solutions

Problème 1

○ Solution 1 :

○ Solution 2 :

Problème 2

○ Solution 1 :

○ Solution 2 :

Problème 3

- Solution 1 :

- Solution 2 :

Problème 4

- Solution 1 :

- Solution 2 :

Problème 5

- Solution 1 :

- Solution 2 :

Questions

En quoi ce chapitre vous a été utile ?

____

____

____

____

Que désirez-vous mettre en place et par quels moyens ?

____

____

____

____

Comment êtes-vous sûr de mettre en place ces choses écrites dans la question juste au-dessus ?

____

____

____

____

NOTES

Chapitre 9
TA VIE EST BELLE

En ayant une meilleure gestion financière

Votre vie peut être très belle si vous arrivez à gérer votre argent, comme je l'ai dit précédemment.

Beaucoup de questions tournent autour de l'argent donc en suivant les quelques conseils que je vous donne sur la gestion de votre argent, celui-ci peut être un problème en moins. Vous pourrez mettre en place vos projets et évoluer.

Dans votre esprit, ça ira aussi beaucoup mieux et vous saurez exactement comment vous y prendre pour vous créer une épargne et ainsi, investir votre argent intelligemment.

Exemple concret : vous prévoyez de partir en voyage l'année prochaine. Vous décidez d'épargner 100€ par mois. Au bout des 12 mois, vous avez 1 200€. Vous pouvez donc vous offrir un beau voyage ou une belle croisière.

C'est un exemple basique, mais il vous montre qu'avec de l'organisation, vous pouvez tout faire sans trop vous priver, mais en définissant clairement vos objectifs.

Il est donc important de lister vos dépenses régulières indispensables (charges courantes, impôts, alimentation…) afin de savoir ce que vous pouvez épargner par semaine ou par mois.

Il faut savoir faire des choix qui vous permettront d'améliorer votre quotidien et d'être moins stressé, concernant l'argent.

Mais dites-vous une chose, l'argent est votre ami. Aimez-le et il vous aimera. Acceptez-le et il vous acceptera. Il est clair que si vous n'aimez pas une chose, vous la fuirez et elle vous fuira.

Il y a une phrase que je répète tous les soirs avant d'aller me coucher :

« L'argent circule librement dans ma vie, n'a tout jamais, et il y a toujours un surplus divin »

Je la répète pendant à peu près 5 minutes avant d'aller au lit. Il ne suffit pas de la dire durant 5 minutes de manières mécaniques, mais il est important d'y croire vraiment.

Il faut que cette phrase s'imprime dans votre subconscient pour attirer l'argent vers vous.

Une autre chose que je faisais afin d'habituer mon subconscient à l'argent, c'était de marcher tous les jours avec une forte somme d'argent dans la poche (entre 100 et 500€).

Il y a un proverbe qui dit : « l'argent appelle l'argent ».

Cela peut paraître quelque peu farfelu, mais ça Fonctionne, quand on y croit.

N'ayez pas peur de perdre de l'argent, ressentez plutôt la joie d'en gagner, même si ce n'est que 5€.

J'ai un ami qui, à force d'avoir peur de perdre de l'argent, économisait sans but réel. Il accumulait de l'argent sur son compte, par peur de ne plus en avoir.

Fatalement arriva ce qui devait arriver, il en perdit une bonne partie sans s'en rendre vraiment compte. Sans s'en rendre compte, il avait programmé dans son subconscient cette perte d'argent.

En ne voyant que les mauvais côtés d'une chose, cela finit par vous arriver.

Je pourrais aller plus loin en vous parlant de la puissance du subconscient, mais je vous épargnerai. Je vous invite tout de même à vous documenter là-dessus. C'est un sujet passionnant qui vous permettra de changer votre façon de voir les choses.

Persuadez-vous d'une seule chose : l'argent qui part revient toujours.

Il n'y a donc aucune raison de s'inquiéter. Vous ne voulez pas manquer d'argent ? Investissez en vous.

Le travail, c'est la Santé

En effet, il est important d'apprendre quelle attitude avoir à votre travail pour améliorer vos relations avec votre patron, vos collègues ou employés.

Sachez ce qu'ils attendent de vous, comment sont leurs personnalités et ce que vous pouvez leur offrir aussi.

Faites-en sorte d'améliorer vos conditions de travail ou de vous y adapter au mieux (si possible).

Si vos conditions de travail vous stressent, trouvez les solutions adéquates, sinon, mieux vaut changer de travail ou de poste, tout simplement. N'oubliez pas que ce qui compte, c'est votre bien être et votre santé, rien d'autre. Votre priorité doit être ce que vous ressentez.

Demandez-vous si votre travail et le stress qu'il engendre ont une influence positive ou négative sur votre vie personnelle. Pour que vous soyez en paix, il vous faut un équilibre entre les deux.

Trouvez cet équilibre est indispensable à votre épanouissement. Faites donc ce qu'il faut pour le trouver.

En mettant en place les conseils que je vous ai prodigués tout au long de cet ouvrage, vous pourrez améliorer votre quotidien.

Cela prendra peut-être un certain temps, Rome ne s'est pas faite en un jour, mais cela peut avoir des effets vraiment positifs.

Je vais maintenant vous donner un conseil qui changera votre vie et votre relation avec votre travail.

Trouvez un métier qui vous passionne et que vous prenez plaisir à faire.

Certains diront que c'est impossible, ou qu'il est déjà trop tard. Ce ne sont que des croyances qui vous empêchent d'oser. Ils sont habitués à leur quotidien, à leur routine et ne veulent pas en changer. Libre à eux. Mais je suis sûr et certain que vous avez une passion que vous aimez et que savez faire mieux que quiconque. De plus, je suis sûr que des gens seraient prêts à payer pour ce que vous savez faire.

Vous avez un talent exceptionnel pour cette chose et vous refusez de le partager avec d'autres. Ne seriez-vous pas un brin Égoïste ??

Je cherche juste à vous titiller sur le fait qu'en réfléchissant bien sur vous-même, vous pourriez gagner votre vie à faire ce que vous aimez vraiment. Au lieu de ça, vous avez fait le choix de la « sécurité de l'emploi » ou peut-être même du chômage. C'est dommage.

Libérez-vous de vos croyances et faites profiter le monde de votre

« Exceptionnalité ».

Il n'est pas trop tard.

Prenez de bonnes Habitudes

Si vous prenez soin de corps en faisant régulièrement une activité physique, vous verrez que petit à petit, vous améliorerez votre condition. Ce qui vous semblait difficile à faire au début l'est nettement moins, désormais.

Vous aviez envie de vous arrêter au bout de 10 minutes de course, puis 20 minutes, et maintenant, vous pouvez courir 45 minutes sans vous arrêter. Vous prenez goût à cet effort, votre corps s'est adapté, vous avez perdu du poids et vous êtes vraiment content de vos progrès.

Vous vous êtes vraiment amélioré sur plusieurs aspects et quand vous vous regardez dans la glace, vous avez cette sensation de fierté en voyant vos progrès. Vous savez d'où vous êtes parti et le chemin que vous avez parcouru pour arriver là où vous êtes.

Vous arrivez maintenant à faire des choses que vous n'arriviez plus à faire. Vous pouvez être fier de vous.

Quand personnellement, j'ai voulu me remettre au sport (football), j'avais pour objectif de perdre du poids et d'avoir une meilleure condition physique afin d'être performant. Je joue à un petit niveau, mais il était quand même important pour moi d'être à un certain niveau. Je ne voulais pas tirer la langue sur le terrain au bout de 10 minutes de jeu. Mon plaisir n'est pas là.

J'ai donc décidé de surveiller mon alimentation drastiquement, et de faire une préparation physique soutenue. Personne ne me l'imposait. C'était un choix vraiment personnel. Mon image ne me plaisait pas.

Cette période de préparation n'était pas simple. Elle était même dure. Mais les résultats que j'obtins par la suite me contentèrent grandement. Lors des matchs (de foot), j'étais intenable, j'arrivais à fournir un effort intense sur toute la durée du match. Je voyais l'étonnement dans les yeux de mes coéquipiers et de mes adversaires.

Dès lors que je me regardais dans le miroir, je voyais la différence et mes proches me faisaient aussi la remarque. Je n'étais pas peu fier.

La reconnaissance de vos efforts et une certaine forme d'admiration par rapport à ce que vous avez réussi à faire, améliorent sensiblement votre moral.

Le sport qui avait ce goût de vinaigre, a maintenant le goût du Vin et commence à tendre vers le miel.

Ayez une certaine gratitude envers vous-même. Il est important de vous récompenser des efforts que vous avez fournis. Il est important que vous vous récompensiez pour votre travail. Cela peut même être un objectif.

Exemple : quand je réussirai à faire x kilomètres en
… minutes, j'irai au restaurant gastronomique qui me
plaît tant.

Fixez-vous de nouveaux objectifs en prévoyant une
récompense quand vous y arriverez. Mais ne profitez
pas de la récompense avant d'y être parvenu. Soyez
honnête avec vous-même. Sinon, cela n'a pas vraiment
d'intérêt.

Je vous partage cela pour vous faire comprendre
comment le sport peut vous aider non seulement
physiquement, mais aussi pour votre égo et faire
augmenter votre estime et soi.

Conséquence : Diminution de votre stress

La force de la spiritualité

Je vais vous raconter l'histoire d'une femme qui
réussit à gérer son stress de manière tout à fait impres-
sionnante.

Il s'agit d'une femme d'une soixantaine d'années,
Mme A, qui résidait dans une maison qu'elle qualifiait
elle-même de vétuste. Elle décide donc de construire
une maison sur un terrain qu'elle possédait.

Elle fait comme beaucoup de personnes, elle cherche
un entrepreneur qui pourrait se charger de la totalité
des travaux.

Elle le trouve, et lui fait donc confiance pour la prise en charge du chantier. Les travaux commencent alors. Elle fait un prêt bancaire pour la construction de la maison, ce qui, jusqu'ici, est tout à fait normal.

L'entrepreneur (Mr X) commence le chantier, mais elle se rend compte que ce dernier lui demande régulièrement de l'argent (1 000€, 2 000€ jusqu'à 3 000€) en plus de ce qui était convenu entre eux deux.

Elle se pose alors des questions et ne trouve pas cela normal.

Elle décide alors de demander à un second entrepreneur (Mr Y) un avis. Celui-ci lui répond que ce que Mr X a fait, est mal fait. Qu'il y aura beaucoup de malfaçons, que les étapes de construction ne sont pas respectées et que si ça continue ainsi, elle ne pourra vraisemblablement pas habiter dans cette maison.

Écoutant Mr Y (qui lui a, lui aussi, facturé son expertise), elle décide de ne plus travailler avec Mr X et d'embaucher Mr Y.

À sa grande surprise, Mr Y agit de la même façon que Mr X en demandant régulièrement à cette femme de lui donner plus d'argent que convenu.

Mme A, un brin naïf, continue à débourser, car elle fait une (trop) grande confiance à Mr Y.

Malgré tout, afin d'avoir les idées un peu plus claires, elle va consulter un 3e entrepreneur, Mr Z, qui lui dit lui aussi que ce que Mr Y fait, n'est pas bien fait. Que lui, Mr Z, est bien plus sérieux, qu'il a sa propre entreprise et livre de plus grandes garanties que les deux « charlatans » précédents.

Il reprend donc le chantier entamé par Mrs X et Y.

Malheureusement pour Mme A, le calvaire se poursuit, elle se fait à nouveau escroquer. Les travaux n'avancent pas comme ils devraient. Terrible.

Elle se retourne alors vers son beau-frère qui est lui-même entrepreneur, lui expliquant la situation et lui demandant conseil.

Le beau-frère la rassure et lui dit qu'il va lui présenter un collègue qui fera à Mme A la maison qu'elle attend désespérément.

Ce n'était là qu'une énième escroquerie, avec cette fois ci la complicité du beau-frère de Mme A.

Mme A a embauché 4 entrepreneurs différents, dépensé des milliers d'euros pour une maison qu'elle ne voit toujours pas.

Elle décide de faire appel à un avocat et de passer par la justice en portant plainte contre ces personnes.

Elle perd l'affaire avec son premier avocat. En consulte un deuxième qui avoue par la suite ne rien pouvoir faire pour elle et lui remet son dossier.

Elle fait alors appel à un troisième.

Cela fait 10 ans qu'elle est en procédure pour espérer être remboursée ne serait-ce que d'une partie de ce qu'elle a déboursé.

De surcroît, lors des audiences, l'avocat de la partie adverse l'accuse d'avoir laissé la maison se détériorer durant toutes années. Elle aurait difficilement pu faire autrement, vu que les travaux n'étaient pas finis.

10 ans de procédure, 10 ans de remboursements de prêt pour une maison qui, jusqu'à maintenant, n'est pas habitable, 10 ans à payer des avocats pour être reconnu comme victime. 10 ans de stress et de tracas. Voilà ce que Mme A vit.

Mme A est une patiente que je recevais à mon cabinet de kinésithérapie. Je lui dis que tout cela expliquait les douleurs au cou qu'elle ressentait.

Elle me répondit que ces douleurs n'étaient pas dues au stress, mais bien à un accident de voiture survenu il y a quelques mois, mais qu'en réalité, elle ne s'en fait pas vraiment de sa situation. Qu'elle arrive très bien à vivre malgré le procès qui s'enchaîne depuis toutes ces années.

Je lui demandai alors quel était son secret pour que tout ce qu'elle vit ne soit pas plus d'influence négative sur elle. Bien des personnes seraient dans un stress permanent dans pareille situation.

Quelle fut sa réponse ??

La Puissance de Sa Foi !!!

Elle sait qu'elle a fait ce qu'elle devait faire, qu'elle a fait de son mieux, qu'elle n'a rien à se reprocher. Elle est convaincue que tôt ou tard, tout rentrera en ordre, car elle sait qu'elle n'a fait de mal à personne et fait preuve d'honnêteté.

Son esprit est tranquille et serein. Elle sait qu'il y a une force supérieure qui prend et prendra soin d'elle, peu importe les péripéties de la vie.

Je vous ai conté cette longue histoire pour vous faire comprendre que la spiritualité (je ne veux pas parler de religion) peut vous aider justement à être apaisé, malgré les choses difficiles que vous pouvez traverser.

La spiritualité de certains passe à travers Dieu, Yahvé ou Allah. D'autres s'en remettent à l'Univers…

Cela importe peu. Chacun est libre de ses croyances.

Je souligne simplement le pouvoir que peuvent avoir certaines convictions sur des situations compliquées que nous voyons comme insurmontables.

L'importance de vos proches

Si vous passez un tiers de votre temps au travail, vous passez un autre tiers avec votre famille, amis ou votre conjoint.

Ils occupent donc une place importante dans ce que vous êtes et ce que vous faites. Il devient important de comprendre votre entourage, leur évolution ainsi que la place que vous occupez dans celle-ci.

Vous vous devez de vous adapter à eux et eux à vous. Si cette adaptation est difficile, voire impossible, le mieux ne serait-il pas de se retirer ou que vos chemins doivent se séparer ?

Cela peut paraître quelque peu radical, mais il est important de s'entourer de personnes vous procurant un certain bien-être.

Le mieux serait que votre entourage et vous preniez conscience de l'intérêt de s'adapter les uns par rapport aux autres, dans ce souci du mieux vivre ensemble. Mais nous savons que cela peut ne pas être une chose aisée.

Nous nous devons de fonctionner ainsi dans notre société : chacun fait en fonction de l'autre.

Les relations sociales sont importantes entre la famille, les amis et dans le milieu associatif, notamment.

La famille peut être problématique, que ce soit à travers les frères et sœurs, les parents, les enfants ou le conjoint. Ils peuvent les uns comme les autres être des vecteurs de stress.

Mais si vous êtes conscients des différents comportements, de l'oncle colérique, de la tante qui est souvent à fleur de peau, ou du conjoint qui n'aime pas sortir alors que vous vous aimez ou vice versa… vous devez savoir comment vous organiser, vous comporter, comment accepter ou tolérer ces différentes façons d'être.

Faites preuve d'intelligence pour comprendre pourquoi l'autre est comme il est, trouvez en vous un ou des mécanismes d'adaptation efficaces pour que leurs comportements n'agissent pas négativement sur votre bien-être. Les conflits qui peuvent exister dans votre couple ou avec un proche peuvent être résolus en améliorant la communication. Communiquer c'est bien, mais communiquer efficacement, c'est mieux.

Si la personne en face ne désire pas vous parler, il n'est pas nécessaire d'insister. Attendez tout simplement qu'elle soit prête à le faire.

Si au contraire, vous n'êtes pas prêt à discuter et que la personne en face veut le faire, sachez lui faire comprendre habilement que si elle veut parler, ce serait mieux de le faire ultérieurement à un moment précis, mais que dans l'immédiat, la communication ne sera pas efficace.

Il est préférable de s'accorder sur un moment précis où les deux protagonistes seront prêts à s'écouter l'un l'autre plutôt que l'un « parle dans la tête » de l'autre.

Je reviens également sur une part de l'être humain qui l'empêche parfois (souvent) de faire des efforts envers l'autre, c'est l'EGO.

J'entends par là le fait de toujours vouloir avoir raison, de rejeter la faute sur l'autre ou même de se dire que c'est à l'autre de faire le premier pas.

Reconnaître ses torts sur des sujets qui peuvent être parfois futiles, peut être la meilleure solution dans une situation conflictuelle. Vous passerez peut-être sur le coup pour celui qui abdique, mais vous, vous saurez pourquoi.

Demandez-vous si chercher à avoir raison permettrait la résolution du problème. Encore une fois, faites preuve d'intelligence en mettant votre égo et votre fierté de côté. Vous n'en ressortirez que plus grand.

Je vous invite donc à vous former sur l'art de la communication.

Pour cela je vous conseille Monsieur Steve Abdelka-rim

Lien YouTube :
https://www.youtube.com/playlist?list=PLVGfL amh7snThvSEnaTAwdgQxgCLs5oY9

Belle île

Comme dirait le regretté Monsieur Charles Azna-vour : « emmenez-moi au bout de la terre, emmenez-moi au pays des merveilles, il me semble que la misère serait moins pénible au soleil ».

Monsieur Aznavour avait compris que même si les choses allaient mal, ou n'allaient pas comme on aurait voulu, c'est toujours mieux de le vivre à un endroit où il fait bon vivre.

Nous avons la chance en Guadeloupe, de vivre sur une île où il fait beau à peu près 365 jours par année. Nous pouvons sortir pratiquement tous les jours sans nous soucier d'avoir ou pas, un parapluie.

Pas de changement de saison, pas de neige, pas de grêle, pas de grève de transport (SNCF), pas de fort taux de pollution dans l'air.

Je fais bien souvent la comparaison avec la France métropolitaine, en particulier Paris, où en été il fera très chaud (canicule) et pas de vent, et en hiver, très froid. Les changements de saison qui agissent négativement sur le moral. Le soleil qui se couche tôt et se lève tard.

Nous avons cette chance en Guadeloupe de ne pas avoir ces variations de température entre les différentes saisons. Cela peut plaire à certains, ces différentes saisons, mais de ce que j'entends autour de moi, ce n'est pas vraiment le cas.

Avec le froid, les gens n'ont pas envie de quitter leur lit, ce qui fait que dès le matin ils traînent des pieds pour aller travailler avec un moral au plus bas.

Ce sont des exemples pour démontrer que nous aux Antilles, nous avons beaucoup de chance d'être sur cette belle île qu'est la Guadeloupe.

Avec ses plages et ses rivières facilement et rapidement accessibles, des endroits magnifiques à découvrir à moins d'une heure de chez soi. Si le moral n'est pas au plus haut, nous pouvons facilement trouver un endroit où nous pouvons changer d'air.

Nous pouvons partir avec 5 minutes de retard sans craindre de rater son train ou une correspondance pour nous rendre au boulot. Cinq minutes de retard au départ peuvent se transformer en 30 minutes de retard au travail. Le Stress est permanent dans une ville comme Paris.

Aux Antilles, les distances sont beaucoup plus courtes. Rares sont les cas où nous sommes à 60 kilomètres de notre lieu de travail. Pour moi, ceci est une vraie chance.

Nous avons la plage, la rivière et le travail pas loin, tout cela en plus du soleil toute l'année.

Ayons conscience de la chance que nous avons.

Une chose que nous devons prendre le temps de faire : lever la tête.

Lever la tête afin d'admirer les paysages extraordinaires que nous offre la Guadeloupe. Malgré le fait que cela fait une trentaine d'années que je vis ici, je reste émerveillé quand je vois les montagnes de la basse terre briller. Où je suis presque capable de compter chaque arbre qui la compose, chaque perfection, chaque sillon. Sachons en profiter.

Les Européens que j'ai pu rencontrer me disent que j'ai beaucoup de chance d'habiter un tel endroit. Il se représente la Guadeloupe comme un paradis terrestre. Ils peuvent être influencés par l'image (souvent négative) que nous donnent les médias, mais les plus intelligents ne sont pas dupes et nous envient.

Quand je travaillais au Centre Hospitalier Universitaire, je côtoyais beaucoup de métropolitains et de Kinés venus d'Espagne. Beaucoup d'entre eux ne voulaient pas repartir, car ils trouvaient le cadre de vie exceptionnel.

Il faut prendre conscience de la réelle chance que nous avons d'être sur cette île, surtout si on la compare avec d'autres endroits sur Terre.

J'ai eu l'occasion de beaucoup voyager (Dubaï, Espagne, New York, Maroc, etc.), ce qui m'a permis de me rendre compte d'une chose : qu'est-ce qu'on est bien en Guadeloupe !

Il existe de très beaux endroits où passer des vacances, peut-être meilleurs qu'en Guadeloupe, mais je ne trouve pas meilleur endroit où vivre.

Sachons profiter de notre Magnifique Ile

<u>Défi Bien-Être</u>

À vous de jouer

Maintenant, c'est à vous de jouer. À vous de me dire, selon vous, ce qui vous cause du stress et les solutions que vous pourrez mettre en place afin de le diminuer.

Cause de mon stress :

Je dois

Cause de mon stress :

Je dois

Cause de mon stress :

Je dois

Cause de mon stress :

Je dois

Cause de mon stress :

Je dois

Cause de mon stress :

Je dois

Phrase à se répéter chaque soir pendant 21 jours :

Moi.., je suis une personne
EXCEPTIONNELLE capable de surmonter n'importe
quelle épreuve. Je peux être fier(e) de moi.

Moi.., je suis une personne
EXCEPTIONNELLE capable de surmonter n'importe
quelle épreuve. Je peux être fier(e) de moi.

Moi.., je suis une personne
EXCEPTIONNELLE capable de surmonter n'importe
quelle épreuve. Je peux être fier(e) de moi.

Moi.., je suis une personne
EXCEPTIONNELLE capable de surmonter n'importe
quelle épreuve. Je peux être fier(e) de moi.

Moi.., je suis une personne
EXCEPTIONNELLE capable de surmonter n'importe
quelle épreuve. Je peux être fier(e) de moi.

Questions

En quoi ce chapitre vous a été utile ?

____

____

____

____

____

____

Plus généralement, en quoi ce livre vous a-t-il aidé ?

____

____

____

____

____

____

NOTES